技能型人才培养"十三五"规划实训教材

妇产科护理
实训指导

主　编　梁琼文　黄珍玲

副主编　农秀全　杨　祺　李向华　郭佩勤

编　者（按姓氏笔画排序）

农秀全　李向华　杨　祺　郭佩勤

黄珍玲　黄彩展　梁琼文

U0351982

西安交通大学出版社
XI'AN JIAOTONG UNIVERSITY PRESS

图书在版编目(CIP)数据

妇产科护理实训指导/梁琼文,黄珍玲主编. —西安:西安交
通大学出版社,2017.8
技能型人才培养"十三五"规划实训教材
ISBN 978-7-5693-0017-8

Ⅰ.①妇… Ⅱ.①梁… ②黄… Ⅲ.①妇产科学-护理学-高
等职业教育-教材 Ⅳ.①R473.71

中国版本图书馆 CIP 数据核字(2017)第 203034 号

书 名	妇产科护理实训指导	
主 编	梁琼文 黄珍玲	
责任编辑	王 雯	

出版发行 西安交通大学出版社
　　　　　(西安市兴庆南路 10 号　邮政编码 710049)
网 址 http://www.xjtupress.com
电 话 (029)82668357 82667874(发行中心)
　　　　　(029)82668315(总编办)
传 真 (029)82668280
印 刷 陕西时代支点印务有限公司

开 本 787mm×1092mm 1/16 印张 8.25 字数 189 千字
版次印次 2018 年 8 月第 1 版 2018 年 8 月第 1 次印刷
书 号 ISBN 978-7-5693-0017-8
定 价 26.00 元

技能型人才培养"十三五"规划实训教材
建设委员会

FOREWORD
前 言

　　妇产科护理学是一门实践性较强的学科,为培养高素质技能型护理人才,使护理专业的学生在实践技能的操作上能有更好的提高,我校妇产科教研室全体教师共同编写了《妇产科护理实训指导》一书。该书突出以人为本的教学理念和护理专业的服务理念,对实训目的、实训方式、实训准备及实训步骤等进行详细的阐述,力求做到层次分明、图文并茂、文字通俗易懂,强调实用性和可操作性,以提高学生的学习兴趣,有利于教师教学和学生课后对照自行练习。

　　本教材内容以临床工作需要而定,共有九个实训项目,每个项目包括七部分内容:实训目的、学时安排、实训方式、实训准备、实训步骤(内容)、注意事项、实训流程、实训评价,旨在对学生的实训课进行加深和巩固。

　　本书能够得以顺利完成,百色市民族卫生学校的各位编写老师付出了辛勤的劳动,咸阳职业技术学院赵小义老师为本书做了全面审读,提高了书稿质量,在此表示衷心的感谢! 由于时间仓促,编写水平有限,难免会有一些缺点和错误,衷心希望使用本教材的广大师生提出宝贵意见。

编者

2018 年 5 月

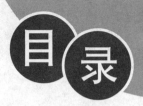

CONTENTS

目 录

实训一　女性生殖系统解剖 ……………………………………………………（ 1 ）

实训二　妇科检查 ………………………………………………………………（ 11 ）

实训三　产前检查 ………………………………………………………………（ 22 ）

实训四　枕左前位的分娩机制 …………………………………………………（ 37 ）

实训五　正常分娩各产程的处理 ………………………………………………（ 47 ）

实训六　新生儿沐浴 ……………………………………………………………（ 64 ）

实训七　新生儿窒息抢救 ………………………………………………………（ 72 ）

实训八　计划生育手术 …………………………………………………………（ 84 ）

实训九　妇产科常用护理技术 …………………………………………………（ 97 ）

实训一 **女性生殖系统解剖**

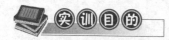

1. 能说出女性内、外生殖器的名称和位置。
2. 认识内生殖器与邻近器官的关系。
3. 准确指出女性骨盆的主要骨性标志。
4. 指出骨盆各平面的组成及各径线的起止点,说出其正常值。
5. 能准确测量骨盆主要径线。

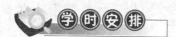

2 学时

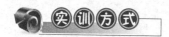

教师在模型上示教,学生分组练习。

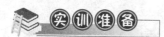

1. **护士准备**

熟悉实训内容,衣帽整洁。

2. **用物准备**

女性内、外生殖器模型,女性盆腔矢状切面模型,女性正常骨盆模型,多媒体视频。

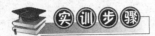

老师对照模型进行示教讲解或观看视频。

(一)女性生殖器

1. 外生殖器

指出阴阜、大阴唇、小阴唇、阴蒂、阴道前庭的位置及解剖结构(图1-1)。

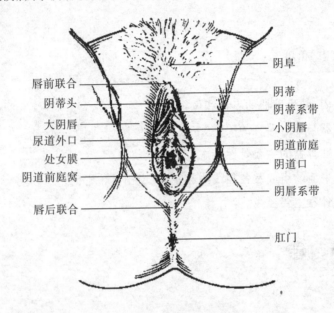

图1-1 女性外生殖器

2. 内生殖器

指出阴道、子宫、输卵管、卵巢的位置、形态及解剖结构(图1-2)。

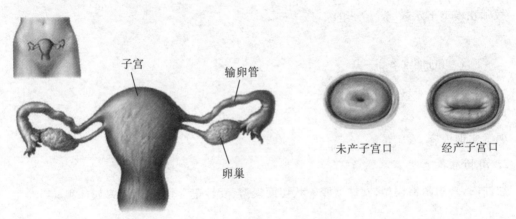

图1-2 女性内生殖器

3. 内生殖器与邻近器官

指出输卵管、膀胱、尿道、直肠的位置及与邻近生殖器的关系(图1-3)。

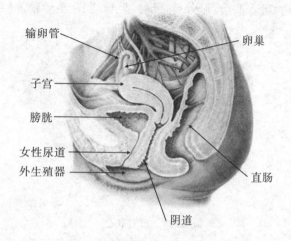

图1-3　女性盆腔矢状切面

(二)骨盆

1. 骨盆的类型(图1-4)

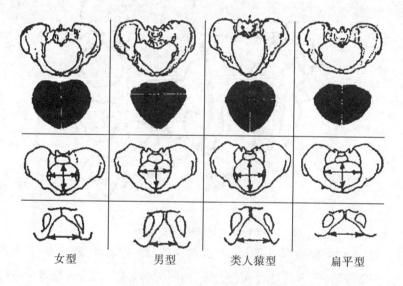

图1-4　骨盆的四种基本类型

2. 指出骨盆的组成

(1)骨骼:骶骨、尾骨、左右两块髋骨。

(2)关节:耻骨联合、骶髂关节、骶尾关节。

(3)韧带:骶棘韧带、骶结节韧带。

3. 骨盆分界线

以耻骨联合上缘、两侧髂耻线及骶岬上缘的连线为界,将骨盆分为上方的假骨盆(大骨盆)和下方的真骨盆(小骨盆)。

4. 骨性标志

指认髂前上棘、髂嵴、耻骨联合、耻骨弓、骶岬、坐骨结节、坐骨棘等(图1-5)。

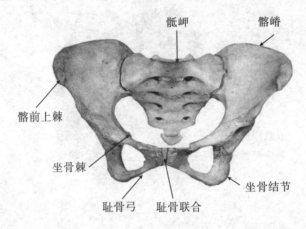

图1-5 骨盆的骨性标志

4. 骨盆的平面(图1-6)

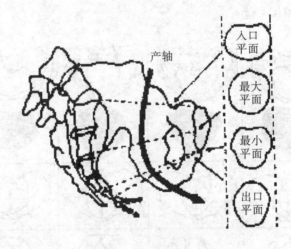

图1-6 骨盆的三个平面

(1)入口平面:入口平面的形态及入口平面的4条径线的名称、起止点、正常值。

1)形态:呈横椭圆形,前方为耻骨联合上缘,两侧为髂耻缘,后方为骶岬上缘(图1-7)。

2)前后径(又称真结合径):耻骨联合上缘中点至骶岬上缘中点的距离,平均值11cm。

3)横径:左右髂耻缘间的最大距离,平均值13cm。

4)斜径:左右各一,左侧骶髂关节至右侧髂耻隆突间的距离为左斜径;右侧骶髂关节至左侧髂耻隆突间的距离为右斜径,平均值12.75cm。

(2)中骨盆平面:中骨盆平面的形态及中骨盆平面的2条径线的名称、起止点、正常值。

1)形态:呈纵椭圆形,前方为耻骨联合下缘,两侧为坐骨棘,后方为骶骨下端,为骨盆腔最小平面(图1-8)。

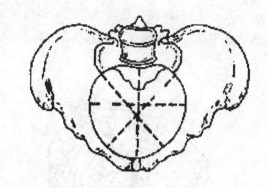

图1-7 入口平面

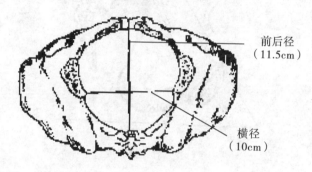

图1-8 中骨盆平面

2)前后径:耻骨联合下缘中点通过坐骨棘连线中点到骶骨下端的距离,平均值11.5cm。

3)横径(坐骨棘间径):为两侧坐骨棘之间的距离,平均值10cm。

(3)出口平面:出口平面的形态及出口平面的4条径线的名称、起止点、正常值。

1)形态:由两个不在同一平面的三角形组成,前三角的顶端为耻骨联合下缘,两侧为耻骨降支;后三角的顶端为骶尾关节,两侧为骶结节韧带,两个三角形的共同底边为坐骨结节间径。

2)前后径:耻骨联合下缘中点至骶尾关节间的距离,平均值11.5cm。

3)横径(坐骨结节间径):两坐骨结节内侧缘间的距离,平均值9cm。

4)前矢状径:耻骨联合下缘中点至坐骨结节间径中点的距离,平均值6cm。

5)后矢状径:骶尾关节至坐骨结节间径中点的距离,平均值8.5cm。若出口横径<8cm时,需要进一步测量后矢状径,若两者之和>15cm时,一般大小的胎儿可通过后三角区经阴道娩出。

5. 骨盆轴

连接骨盆各个假想平面中点的曲线称为骨盆轴(即产轴)。此轴方向为上段向下、向后,中段向下,下段向下、向前,分娩时胎儿沿此轴娩出。

6. 骨盆倾斜度(图1-9)

指妇女直立时,骨盆入口平面与地平面所形成的角度,一般为60°。若倾斜度过大,可影响胎头入盆。

　　学生分组练习:学生 5~6 人一组,利用模型指出内外生殖器的位置,说出其解剖结构、功能与邻近器官的关系。指出骨盆平面及各平面径线的起止点,练习测量骨盆各平面的主要径线,教师巡回指导。

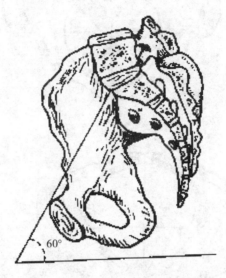

图 1-9　骨盆倾斜度

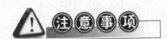

1. 要遵守实训室各项纪律及规章制度,注意保持卫生。
2. 爱护模型,避免损坏,用后放回原处,摆放整齐。

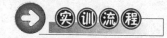

实训流程

学生准备

熟悉实训内容及实训目的、衣帽整洁

教师示教或看视频

用物准备

女性内外生殖器模型、女性盆腔矢状切
面模型、女性正常骨盆模型

实训操作

仔细辨认各种解剖结构及进行骨盆测量

了解临床意义

学生自己辨认

根据学生辨认结果进行评价

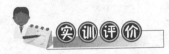

女性生殖系统解剖考核参考标准

项目	分值	要求	量分	得分
用物准备	16	女性内生殖器模型	4	
		女性外生殖器模型	4	
		女性盆腔矢状切面模型	4	
		女性骨盆模型	4	
实训操作（根据回答情况适当扣分）	64	辨认女性外生殖器的结构,说出其名称	10	
		辨认女性内生殖器的结构,说出其名称	10	
		辨认内生殖器周围结构,说出其名称	10	
		说出女性骨盆的组成和特点	12	
		指出女性骨盆的主要骨性标志	10	
		测量女性骨盆的主要径线	12	
熟练程度	10	操作时间10分钟	5	
		辨认准确,测量精确	5	
职业规范行为	10	服装、鞋帽整洁	4	
		仪表大方、举止端庄	3	
		态度和蔼	3	
总分			100	

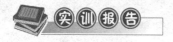

实训一　女性生殖系统解剖实训报告

姓名		实训日期		学号	
班级		带教老师		评分	

【实训目的】

【辨认各模型上的结构】

【临床意义】

教师签名：

批阅时间：

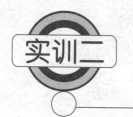

实训二　妇科检查

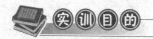

1. 掌握妇科检查的物品准备。
2. 掌握妇科检查的操作流程及注意事项。
3. 了解盆腔检查的注意事项。
4. 学会阴道窥器的使用方法及盆腔检查结果的记录。

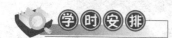

2 学时

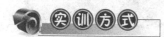

教师在模型上示教,学生分组练习。

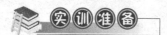

1. **护士准备**

熟悉实训内容,衣帽整洁。

2. **用物准备**

妇科检查模型、妇科检查床、臀垫、阴道窥器、无菌手套、长镊子、长棉签、消毒用品、污物桶、照明灯、润滑剂。

3. **患者准备**

解大小便,了解检查的意义及目的,配合检查。

4. 环境准备

温度、湿度适宜,屏风遮挡,光线充足。

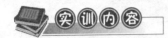

1. 检查前准备

(1)检查者衣帽整洁,备齐用物,检查床上铺好一次性治疗巾,向患者做好解释工作,以取得配合。

(2)嘱患者排空膀胱,协助患者脱去一侧裤腿,上检查床。

(3)使患者腹肌放松,取膀胱截石位,检查者立于患者两腿之前,注意保暖,用屏风遮挡。

2. 外阴检查

(1)观察外阴发育(图2-1)、阴毛多少及分布,有无畸形、异常分泌物、溃疡、炎症、赘生物或肿块等。

(2)用左手拇指和食指分开小阴唇,观察尿道口及前庭大腺开口处有无红肿,注意观察处女膜是否完整、阴道口周围黏膜色泽及有无赘生物(图2-2)。

(3)嘱患者用力向下屏气,观察有无阴道前后壁膨出、子宫脱垂、尿失禁等。

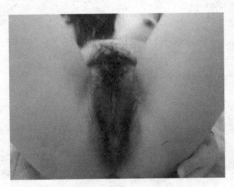
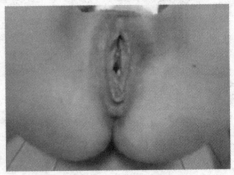

图2-1　外阴发育　　　　　　图2-2　分开小阴唇可见阴道口

3. 阴道窥器检查

(1)根据患者阴道宽窄选用合适的阴道窥器。先将窥器两叶合拢,润滑剂涂擦两叶前端。检查者一手分开两侧小阴唇,一手持窥器倾斜45°沿阴道后壁缓慢插入阴道内(图2-3),边进边旋转成正位,逐渐张开两叶,旋转窥器清楚地显露阴道前后壁及两侧壁,暴露宫颈(图2-4)。

(2)观察阴道壁有无充血、溃疡、赘生物、畸形等,阴道分泌物的量、性状、色泽、有无异味,观察宫颈大小、色泽,有无裂伤、息肉、糜烂、出血、赘生物等。

(3)检查完毕,合拢阴道窥器两叶,沿着阴道侧后壁轻轻取出。

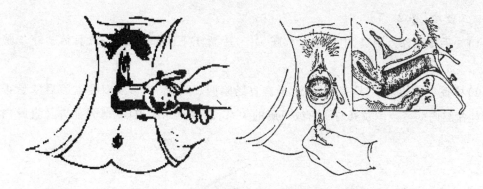

图 2-3　阴道窥器检查

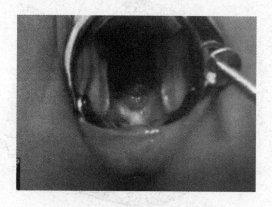

图 2-4　阴道壁和宫颈

4. 双合诊(图 2-5,2-6)

(1)检查者戴手套,一手食、中两指涂润滑剂,顺阴道后壁轻轻插入,一手在腹部配合。

(2)检查阴道通畅度、有无畸形,子宫位置、大小、硬度、活动度、有无压痛,后穹窿有无饱满感及触痛,两侧附件区有无包块、增厚、压痛等异常情况。

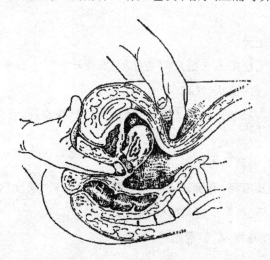

图 2-5　双合诊子宫检查

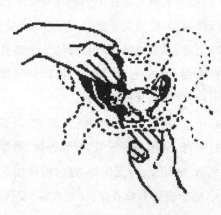

图 2-6　双合诊附件检查

5. 三合诊（图2-7）

（1）一手食指深入阴道,中指插入直肠,另一手置于下腹部配合检查,具体检查步骤同双合诊。

（2）检查子宫的大小,检查子宫壁、子宫直肠陷凹、子宫骶韧带及双侧盆腔后壁是否有病变,估计盆腔内病变范围及其与子宫或直肠的关系,扪诊直肠阴道隔、骶骨前方及直肠内有无病变。

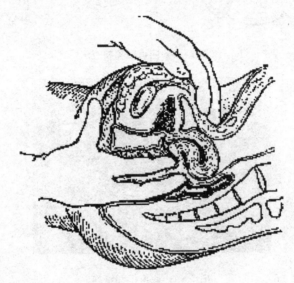

图2-7 三合诊检查

6. **直肠-腹部诊**

（1）检查者一手食指插入直肠,另一手在腹壁配合检查。

（2）适用于未婚妇女以及阴道出血、月经期、阴道闭锁不宜做阴道检查者。

7. **检查后处理**

（1）盆腔检查后需按下列顺序做完整的记录：

1）外阴：发育情况及婚产式（经产或未产,已婚或未婚）,阴毛分布,发现异常应详细描述。

2）阴道：是否通畅,黏膜情况,分泌物量、色、性状、气味。

3）宫颈：大小、色泽、硬度、外口形状（经产或未产）,有无糜烂、撕裂、息肉、腺囊肿,有无接触性出血、举痛及其他赘生物。

4）子宫：位置、大小、硬度、活动度、形态,表面是否光滑,有无压痛。

5）附件：两侧分别记录,有无肿块、增厚及压痛,有肿块者要记录其大小、位置、硬度、表面是否光滑、活动度,有无压痛,疼痛的性质及部位,与子宫及盆壁的关系。

8. 协助患者下检查床,穿好衣裤,交代注意事项,整理用物,洗手。

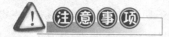

1. 检查者要关心患者,态度要严肃认真,语言亲切,动作要轻柔,检查仔细,检查部位准确,并及时向患者做好解释工作。

2. 检查前嘱患者一律排空膀胱,必要时导尿。

3. 防止交叉感染,注意用具消毒,臀垫、手套、器械等均应每人每次更换。

4. 月经期、阴道出血时一般不做阴道检查,如为阴道异常出血必须检查者,应严格消毒外阴和阴道,使用无菌手套,以防交叉感染。

5. 未有性生活的患者禁做双合诊、三合诊及阴道窥器检查,如确需检查时应征得家属及本人同意,签字后方可进行。

6. 男医生检查需要其他女医务人员在场。

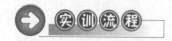

学生准备

↓熟悉实训内容及实训目的、衣帽整洁

教师示教或看视频

↓

用物准备

↓妇科检查模型、妇科检查床、臀垫、阴道窥器、无菌手套、长镊子、长棉签、消毒用品、污物桶、照明灯

检查床上铺好一次性臀单

↓嘱患者脱去一边裤子,上检查床,膀胱截石位、充分显露阴部

观察外阴

↓阴毛发育及分布、大小阴唇、阴蒂、局部皮肤

分开小阴唇

↓观察阴道前庭、尿道口、阴道口、处女膜

阴道窥器检查

> 暴露宫颈,观察阴道壁、分泌物,宫颈、阴道壁有无充血、溃疡、赘生物、畸形,分泌物的量、性状、色泽、有无异味,宫颈大小、色泽,有无裂伤、息肉、糜烂、出血、赘生物

双合诊

> 阴道通畅度、有无畸形,子宫位置、大小、硬度、活动度、有无压痛,两侧附件区有无包块、增厚、压痛

三合诊

> 子宫的大小,发现子宫壁、子宫直肠陷凹、子宫骶韧带及双侧盆腔后壁的病变

直肠-腹部诊

> 适用于未婚妇女以及阴道出血、月经期、阴道闭锁不宜做阴道检查者

检查后安置患者、记录

学生分组练习

根据学生练习结果进行评价

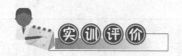

妇科检查考核参考标准

项目	分值	要求		量分	扣分情况	实际得分
用物准备	10	妇科检查模型、妇科检查床、臀垫、阴道窥器、无菌手套、长镊子、长棉签、消毒用品、污物桶、照明灯、润滑剂(缺1种扣1分)		10		
实训操作	80	1. 护士,洗手		2		
		2. 检查床上铺好一次性臀单		2		
		3. 指导患者脱去一边裤子,上检查床,取膀胱截石位,暴露阴部		2		
		4. 观察外阴	发育情况及婚产式	1		
			阴毛发育及分布	1		
			有无畸形、异常分泌物、溃疡、炎症、赘生物或肿块	1		
		5. 分开小阴唇观察	观察尿道口及前庭大腺开口处有无红肿	1		
			观察处女膜是否完整	1		
			阴道口周围黏膜色泽及有无赘生物	1		
		6. 阴道窥器检查	准确选择窥器	2		
			分开小阴唇,窥器涂润滑剂,倾斜45°沿阴道后壁缓慢插入阴道内	3		
			边进边旋转成正位,逐渐张开两叶	3		
			暴露宫颈	2		
			合拢阴道窥器两叶,沿着阴道侧后壁轻轻取出	2		
			观察内容完整无误	2		
		7. 双合诊检查	检查者戴手套,一手食、中两指涂润滑剂,顺阴道后壁轻轻插入,一手在腹部配合	4		
			检查子宫、两侧附件	4		
			观察内容完整无误	2		
		8. 三合诊检查(检查动作准确,一共6分)	一手食指深入阴道,中指插入直肠,另一手置于下腹部配合检查	3		
			检查子宫、两侧附件、子宫壁与子宫直肠陷凹、子宫骶韧带及双侧盆腔后壁是否有病变,估计盆腔内病变范围及其与子宫或直肠的关系,扪诊直肠阴道隔、骶骨前方及直肠内有无病变	3		
			观察内容完整无误	4		

项目	分值	要求		量分	扣分情况	实际得分
实训操作	80	9. 肛门-腹部检查	检查者一手食指插入直肠,另一手在腹壁配合检查	3		
			检查子宫、附件及直肠	3		
			观察内容完整无误	4		
		10. 患者安置		2		
		11. 用物整理		2		
		12. 记录 外阴1分 阴道1分 宫颈1分 子宫1分 附件1分		5		
		13. 回答各种异常的临床意义及注意事项(15分)(根据回答情况适当扣分)		15		
熟练程度	5	1. 操作时间10分钟		2		
		2. 动作轻巧,判断准确,关心、体贴患者		3		
职业规范行为	5	1. 服装、鞋帽整洁		2		
		2. 仪表大方、举止端庄		1		
		3. 态度和蔼		2		
总分	100			100		

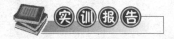

实训二　妇科检查实训报告

姓名		实训日期		学号	
班级		带教老师		评分	

【实训目的】

【实训准备】

【操作步骤】

【注意事项】

【各种异常的临床意义】

教师签名：

批阅时间：

实训三 **产前检查**

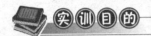

1. 掌握腹部触诊及胎心音听诊、骨盆测量的用物准备。

2. 学会腹部四步触诊法及胎心音听诊的操作步骤和具体手法,学会测量宫高、腹围。

3. 掌握骨盆外测量各径线的正常值、临床意义。

4. 学会骨盆外测量各径线的测量方法。

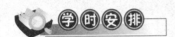

2 学时

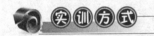

教师在模型上示教,学生分组练习。

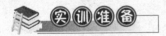

1. **护士准备**

熟悉实训内容,衣帽整洁。

2. **用物准备**

孕妇模型、软尺、多普勒胎心听诊仪、检查床、孕妇模型、女性骨盆模型、骨盆测量器、多媒体课件等。

3. **孕妇准备**

解大小便,了解检查的意义及目的,配合方法。

4. **环境准备**

温度、湿度适宜,屏风遮挡,光线充足。

一、腹部四步触诊法及胎心音的听诊

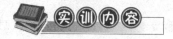

1. **四步触诊法**

（1）核对、解释：核对孕妇，向孕妇说明操作目的，取得配合。

（2）体位：嘱孕妇排空膀胱，头部稍垫高，仰卧于检查床上，双腿略屈曲分开，暴露腹部，腹肌放松。

（3）视诊：检查者站于孕妇右侧，观察腹形及大小，腹部有无妊娠纹、手术瘢痕及水肿。

（4）测量宫高：手测宫底高度后，用软尺测耻骨联合上缘中点至子宫底的弧形长度得出子宫底高度。

（5）测量腹围：用软尺平脐绕腹一周测得腹围。

（6）腹部四步触诊（图3-1）：

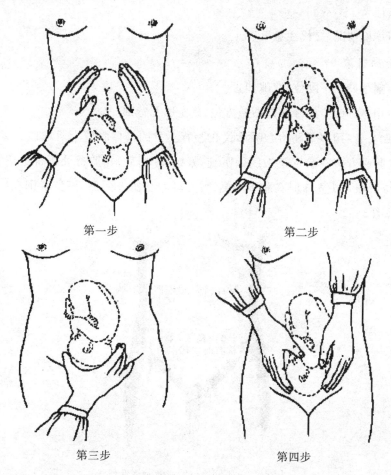

第一步　　　　　　　　　　　　第二步

第三步　　　　　　　　　　　　第四步

图3-1　腹部四步触诊

　　第一步:检查者双手置于子宫底部,了解子宫外形并摸清宫底高度,估计胎儿大小与妊娠周数是否相符。然后以双手指腹相对轻推,判断宫底部的胎儿部分:如为胎头则硬而圆,且有浮球感;如为胎臀则软而宽,且形状略不规则。

　　第二步:检查者左右手分别置于孕妇腹部左右两侧,一手固定,另一手轻轻深按检查,两手交替,仔细分辨胎背及胎儿四肢的位置。平坦饱满者为胎背,可变形的高低不平部分为胎儿四肢,有时可以感觉到胎儿肢体活动。

　　第三步:检查者右手拇指与其余四指分开,置于耻骨联合上方,握住胎儿先露部,进一步查清是胎头还是胎臀,左右推动以确定是否已经衔接;若先露部仍浮动,表示尚未入盆。若已衔接,则先露部不能被推动。

　　第四步:检查者两手分别置于胎先露部的两侧,向骨盆入口方向向下深压,再次核对胎先露部的诊断是否正确,并确定胎先露部入盆的程度。

　　(7)观察孕妇有无不适,并询问孕妇感受。

　　(8)协助孕妇下床,穿好衣裤。

　　(9)洗手,记录。

　　(10)说明体检情况,交代注意事项。

2. 胎心音的听诊

　　(1)体位:嘱孕妇取平卧位,双腿伸直。

　　(2)检查:用腹部四步触诊法判断胎方位,确定胎儿背部。

　　(3)听诊胎心音:用多普勒胎心听诊仪在胎背上方的母体腹壁上听取胎心音(听诊部位:妊娠24周前,胎心音多在脐下正中线处听到;妊娠24周后,在胎背处听得最清楚,应根据胎位,在不同部位听取。头先露时在脐下两侧,臀先露时在脐上两侧,横位者则在靠近脐部下方听得最清楚)(图3-2)。

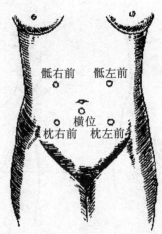

图3-2　不同胎位胎心音听诊部位

（4）协助孕妇穿衣、坐起,整理床单。

（5）洗手,记录。

（6）说明体检情况,交代注意事项。

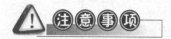

1. 首先向孕妇解释检查的项目和目的。

2. 检查前嘱孕妇排空膀胱。

3. 检查时动作尽量轻柔,如为冬季,检查者手要温暖。

4. 检查时应在单间或用屏风遮挡。检查者如为男性,则应有女护士陪同,注意保护隐私。

5. 四步触诊法检查时,前三步检查者应面对孕妇;做第四步手法时,检查者应面向孕妇足端。

6. 听诊时应注意胎心音的速率及有无脐带杂音。

7. 检查过程中应注重与孕妇沟通,发现异常及时处理。

二、骨盆外测量

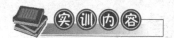

1. **核对、解释**

核对孕妇,向孕妇说明操作目的,取得配合。

2. **体位**

嘱孕妇排空膀胱,协助其取舒适体位,松解裤带,露出腹部。

3. **测量**

（1）测量髂前上棘间径（IS）:孕妇取伸腿仰卧位,测量两髂前上棘外缘间的距离,正常值为 23 ~ 26cm（图 3 - 3）。

（2）测量髂嵴间径（IC）:孕妇取伸腿仰卧位,测量两髂嵴外缘间最宽的距离,正常值为 25 ~ 28cm（图 3 - 4）。

（3）测量骶耻外径（EC）:孕妇取左侧卧位,右腿伸直,左腿屈曲。测量第 5 腰椎棘突下（相当于米氏菱形窝的上角,或相当于髂嵴后连线中点下 1.5cm 处）至耻骨联合上缘中点的距离,正常值为 18 ~ 20cm（图 3 - 5）。

（4）测量出口横径（TO）:出口横径又称坐骨结节间径。孕妇取仰卧位,两腿屈曲,双手抱双膝,测量两坐骨结节内侧缘的距离,正常值为 8.5 ~ 9.5cm（图 3 - 6）。也可用检查者的手拳测量,若其间能容纳成人的横置手拳,则一般大于8.5cm,即属正常。若此径线值小于8cm,则应测量后矢状径,即坐骨结节间径中点至骶尾关节的距离,其正常值为8~9cm(图3-7)。如出口横径加后矢状径之和大于15cm,一般足月胎儿可以经阴道分娩。

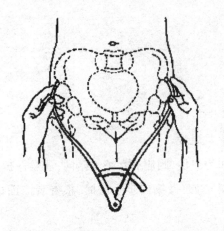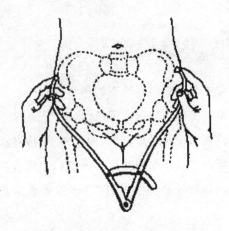

图3-3　测量髂前上棘间径　　　　　图3-4　测量髂嵴间径

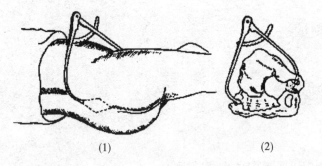

(1)　　　　　　　　　　　　　　(2)

图3-5　测量骶耻外径

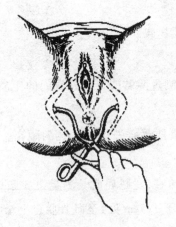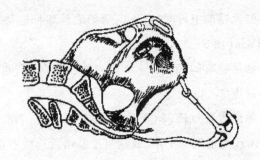

图3-6　测量坐骨结节间径　　　　　图3-7　测量骨盆出口后矢状径

（5）测量耻骨弓角度：两手拇指指尖斜着对拢，放置在耻骨联合下缘，左右两拇指平放在耻骨下支上面，测量两拇指间的角度即为耻骨弓角度，正常值为90°，小于80°则为异常（图3－8）。

4. 协助孕妇穿衣、坐起，整理床单。

5. 洗手，记录。

6. 说明体检情况，交代注意事项。

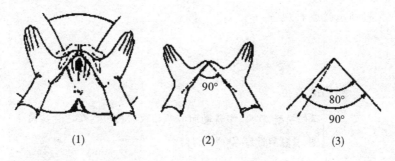

图 3 － 8 测量耻骨弓角度

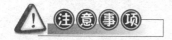

1. 首先向孕妇解释检查的项目和目的。

2. 检查前嘱孕妇排空膀胱。

3. 检查时应协助孕妇安置合适的体位，检查过程中应注重与孕妇沟通，发现异常及时处理。

4. 找准骨性标志，测量应准确。

5. 检查时动作轻柔，如为冬季，检查者手要温暖。

6. 检查时应在单间或用屏风遮挡。检查者如为男性，则应有女护士陪同，注意保护隐私。

教师示教结束，学生分组练习：学生 2 人一组，利用骨盆测量器、骨盆模型，互为模特，互相帮助，进行骨盆外测量练习；利用孕妇模型、软尺、胎心听诊仪练习腹部四步触诊法、胎心听诊、测量宫高、腹围等练习，教师巡回指导。

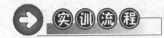 实训流程

学生准备

      ↓ 熟悉实训内容及实训目的,衣帽整洁,洗手、剪指甲

教师示教或看视频

      ↓

用物准备

      ↓ 孕妇模型、软尺、多普勒胎心听诊仪、检查床、女性骨盆模型、骨盆测量器、孕产妇保健卡

核对孕妇、脱去裤子

      ↓ 核对孕妇,向孕妇说明操作目的,取得配合

安置体位、暴露腹部

      ↓ 头部稍垫高,仰卧位于检查床上,双腿略屈曲分开暴露腹部,腹肌放松

腹部视诊

      ↓ 站于孕妇右侧,观察腹形及大小、有无妊娠纹、手术瘢痕及水肿

测量宫高

      ↓ 用软尺测耻骨联合上缘中点至子宫底的弧形长度

测量腹围

      ↓ 用软尺平脐绕腹一周测得腹围

腹部四步触诊

      ↓ 第一步,双手置于子宫底部,了解子宫外形,摸清宫底高度,判断胎位
第二步,检查者左右手分别置于孕妇腹部左右两侧,判断胎背及四肢
第三步,查清是胎头还是胎臀,以及是否入盆
第四步,再次核对胎先露部,确定胎先露部入盆的程度

听诊胎心音

持胎心听诊仪放在孕妇腹壁胎心音最清楚部位听诊

进行骨盆外测量

孕妇改变体位,测量骨盆的四条径线

协助孕妇穿裤子、坐起、整理床单

洗手、记录

说明体检情况、交代注意事项

学生分组练习

根据学生练习结果进行评价

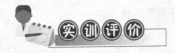

实训评价

腹部四步触诊及胎心音听诊的考核标准

项目	分值	评价标准	应得分	扣分情况	实际得分
操作前准备（20）	用物准备（4）	物品准备齐全（孕妇模型、软尺、胎心听诊仪、孕妇保健卡）	4		
	操作者准备（10）	1. 检查者衣帽整洁，洗手、戴口罩	4		
		2. 修剪指甲，寒冷季节应先预热双手	2		
		3. 携带用物至床旁，核对并解释	2		
		4. 站于孕妇右侧	1		
		5. 协助孕妇取正确体位	1		
	孕妇准备（6）	1. 孕妇排空膀胱	1		
		2. 遮挡孕妇	1		
		3. 孕妇体位舒适、正确并理解合作 孕妇体位：仰卧于检查床上，头部稍垫高，两腿屈曲分开，腹部充分袒露	4		
操作过程（65）	腹部视诊（4）	腹部视诊：观察腹形、妊娠纹、疤痕、水肿	4		
	测量宫高、腹围（7）	测量宫高、腹围：①要求摸清宫底后用软尺测量耻骨联合上缘中点至宫底高处的距离（4分）；②再用软尺沿脐水平测量腹围（2分），并报数（1分）	7		
	腹部四步触诊（42）	1. 第一步：①操作者面向孕妇头端，两手置于子宫底部，了解子宫外形与孕周是否相符（5分）；②两手指腹相对，轻推，判断宫底部是胎儿哪部分占据，区分胎头或胎臀（6分）	11		
		2. 第二步：①检查者左右手分别放在孕妇腹部两侧（2分）；②一手固定，另一手轻轻深按检查，判断胎背及四肢位置（6分）；③两手交替进行，确定胎背向前、侧方或向后的位置（4分）	12		
		3. 第三步：①检查者右手拇指跟其余四指分开，置于耻骨联合上方，握住胎先露，向下深探，进一步查清胎先露为胎头或胎臀（6分）；②左右推动，以确定是否衔接（3分）	9		
		4. 第四步：①检查者面向孕妇足端（2分）；②左右手平放在子宫下段胎先露两侧，并向骨盆入口方向向下深按检查胎先露是否入盆及入盆的程度，再次核对胎先露诊断的正确性（8分）	10		

续表

项目	分值	评价标准	应得分	扣分情况	实际得分
操作过程(65)	胎心听诊(7)	1. 孕妇平躺,两腿放平伸直(2分)			
		2. 持胎心听诊仪放在孕妇腹壁胎心音最清楚部位听诊(3分)			
		3. 读胎心音次数(1分)			
		4. 正常胎心率是110～160次/分(1分)	7		
	操作后处理(5)	1. 协助孕妇整理衣裤,扶其坐起(1分)			
		2. 整理床铺,将用物放归原处(1分)			
		3. 清洗双手(1分)	5		
		4. 填写检查结果(1分)			
		5. 向孕妇说明检查情况及注意事项(1分)			
质量标准(8)	8	1. 用物准备齐全,摆放有序	1		
		2. 严格按照操作规程进行	2		
		3. 手法娴熟,动作轻稳,听诊准确	2		
		4. 10分钟内操作完毕	2		
		5. 关心、体贴孕妇,读报无误	1		
提问(7)	8	1. 口述正确	5		
		2. 叙述流畅	2		
总分	100		100		

骨盆外测量的考核标准

项目	分值	评价标准	应得分	扣分情况	实际得分
操作前准备(15)	操作者准备(8)	1. 检查者衣帽整洁,洗手、戴口罩	3		
		2. 修剪指甲,寒冷季节应先预热双手	2		
		3. 携带用物至床旁,核对并解释	2		
		4. 站于孕妇右侧	1		
	用物准备(4)	物品准备齐全(孕妇模型、骨盆模型、骨盆测量器、孕妇保健卡)	4		
	孕妇准备(3)	1. 嘱孕妇排空膀胱(需要时)	1		
		2. 遮挡孕妇	2		
操作过程(70)	骨盆外测量(60)	1. 测量髂前上棘间径:①孕妇伸腿仰卧位(2分);②检查者两手持测量器两末端置于两髂前上棘的外侧缘(8分);③测量两髂前上棘间距离23～26cm(2分)	12		

项目	分值	评价标准	应得分	扣分情况	实际得分
操作过程(70)	骨盆外测量(60)	2. 测量髂嵴间径:①体位:伸腿仰卧位(2分);②双手持测量器末端沿两髂嵴外缘间循行,测量最大距离(8分);③髂嵴间径25~28cm(2分)	12		
		3. 测量骶耻外径:①孕妇取左侧卧位,右腿伸直,左腿弯曲(2分);②检查者双手持测量器末端,左手端放在第5腰椎棘突下(相当于米氏菱形窝的上角),右手端放在耻骨联合上缘中点(8分);③测量其间距为骶耻外径18~20cm(2分)	12		
		4. 测量出口横径(坐骨结节间径): (1)孕妇取仰卧位,两腿弯曲,双手抱膝,暴露会阴(2分) (2)检查者双手找到两坐骨结节的位置(4分)			
操作过程(70)	骨盆外测量(60)	(3)检查者双手持测量器末端放在两坐骨结节上,测量两坐骨结节内缘间距离(4分) (4)测其间距8.5~9.5cm(2分)	12		
		5. 测量耻骨弓角度: (1)体位:孕妇仰卧位,两腿屈曲分开(2分) (2)检查者将左右两拇指对拢,平放在耻骨降支上(4分) (3)测量两拇指间角度(4分) (4)正常值为90°(2分)	12		
	操作后处理(10)	1. 协助孕妇整理衣裤,扶其坐起(2分) 2. 整理床铺,将用物放归原处(2分) 3. 清洗双手(2分) 4. 填写检查结果(2分) 5. 向孕妇说明检查情况及注意事项(2分)	10		
质量标准(8)	8	1. 关心、体贴孕妇	1		
		2. 严格按照操作规程进行	2		
		3. 手法正确,操作娴熟	2		
		4. 10分钟内操作完毕	2		
		5. 读报无误	1		
提问(7)	7	1. 口述正确	5		
		2. 叙述流畅	2		
总分	100		100		

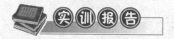

实训三　产前检查实训报告

姓名		实训日期		学号	
班级		带教老师		评分	

【实训目的】

【实训准备】

【操作步骤】

【注意事项】

【各种异常的临床意义】

教师签名：

批阅时间：

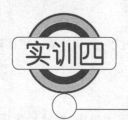

实训四 **枕左前位的分娩机制**

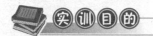

1. 掌握枕左前位的分娩机制。
2. 学会用模型演示枕左前位的分娩机制。

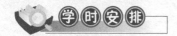

2 学时

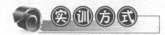

教师在模型上示教,学生分组练习。

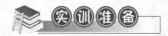

1. **护士准备**

熟悉实训内容,衣帽整洁。

2. **用物准备**

女性骨盆模型、胎儿模型及分娩机转模型、多媒体课件等。

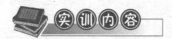

教师对照模型示教讲解枕左前位的分娩机制:

1. **衔接**

胎头双顶径进入骨盆入口平面,颅骨最低点接近或达到坐骨棘水平,称为衔接(入盆)。

枕左前位时,胎儿以枕额径衔接在骨盆入口横径或右斜径上(图4-1)。

2. 下降

胎头沿骨盆轴前进的动作称下降。下降动作贯穿于分娩的全过程,与其他动作相伴随,但呈间歇性。临床上注意观察胎头下降程度,作为判断产程进展的重要标志。

3. 俯屈

当胎头下降至骨盆底时,枕部遇到肛提肌阻力,胎头借杠杆原理而俯屈,枕额径变成枕下前囟径,以最小径线适应产道(图4-2)。

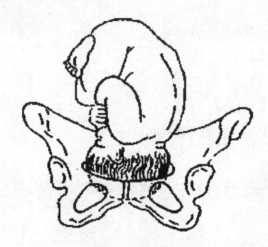

图4-1 衔接

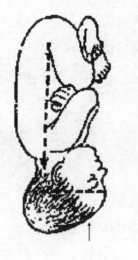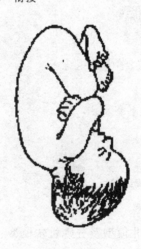

图4-2 俯屈

4. 内旋转

胎头俯屈下降到达中骨盆时,为适应骨盆轴而旋转。枕左前位时,胎头枕骨向前旋转45°,使矢状缝与中骨盆及骨盆出口前后径一致,枕部转至耻骨弓下方(此时胎儿是头转身不转)(图4-3)。

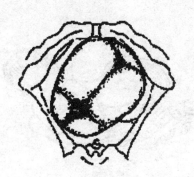
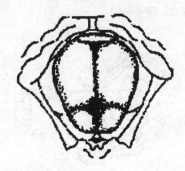

图 4-3　内旋转

5. 仰伸

当胎头枕骨下部达到耻骨联合下缘时,以耻骨弓为支点使胎头仰伸,顶、额、面及颏部相继娩出,此时胎儿双肩径进入骨盆入口横径(图 4-4)。

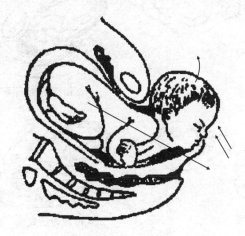

图 4-4　仰伸

6. 复位及外旋转

胎头娩出后,枕部顺时针方向旋转 45°复位;枕部继续顺时针方向旋转 45°,称外旋转(图 4-5)。

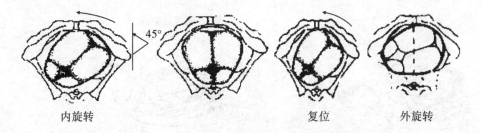

内旋转　　　　　　　　　　　复位　　外旋转

图 4-5　复位及外旋转

7. 胎儿娩出

胎头完成外旋转后,胎儿前肩(右肩)在耻骨弓下娩出,后肩(左肩)从会阴前缘娩出,胎身和下肢随之娩出(图4-6)。

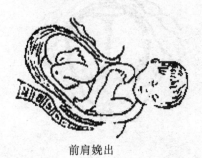

前肩娩出   后肩娩出

图4-6 胎肩娩出

总体演示分娩机制,连贯动作见图4-7。

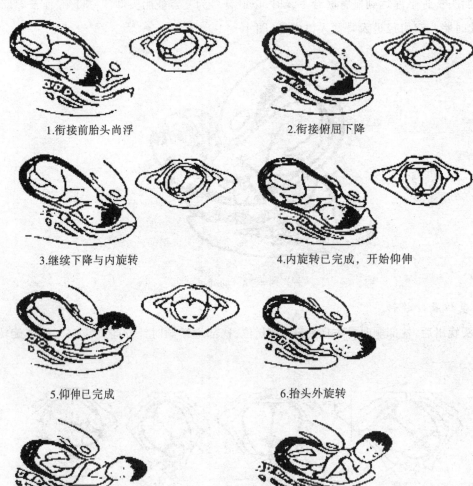

1.衔接前胎头尚浮   2.衔接俯屈下降

3.继续下降与内旋转   4.内旋转已完成,开始仰伸

5.仰伸已完成   6.抬头外旋转

7.前肩娩出   8.后肩娩出

图4-7 分娩机制

学生分组练习:学生 5~6 人一组,利用模型演示出分娩机制的各个动作,教师巡回指导。

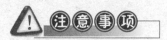 注意事项

1. 要遵守实训室各项纪律及规章制度,注意保持卫生。
2. 爱护模型,避免损坏,用后放回原处,摆放整齐。

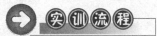 实训流程

学生准备

↓ 熟悉实训内容及实训目的,衣帽整洁,洗手、剪指甲

教师示教或看视频

↓

用物准备

↓ 女性骨盆模型、胎儿模型及分娩机转模型

衔接

↓ 胎头双顶径进入骨盆入口平面,颅骨最低点接近或达到坐
骨棘水平

下降

↓ 下降动作贯穿于分娩的全过程,呈间歇性

俯屈

↓ 枕额径变成枕下前囟径,以最小径线适应产道

内旋转

↓ 胎头俯屈下降到达中骨盆时,为适应骨盆轴而旋转

仰伸

↓ 当胎头枕骨下部达到耻骨联合下缘时,以耻骨弓为支点使
胎头仰伸

复位及外旋转

> 胎头娩出后,枕部顺时针旋转45°复位(往回),枕部继续顺时针方向旋转45°

胎儿前肩、后肩、胎身娩出

> 第二产程结束,清理新生儿呼吸道,评分正常可以交给助手处理

洗手、记录

学生分组练习

根据学生操作结果进行评价

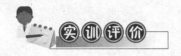

枕左前位的分娩机制考核参考标准

项目	分值	评价标准	应得分	扣分情况	实际得分
操作前准备	15	1. 检查者衣帽整洁、戴口罩	5		
		2. 修剪指甲、洗手	4		
		3. 物品准备齐全:女性骨盆模型、胎儿模型及分娩机转模型	6		
操作过程	70	1. 衔接:利用模型演示衔接的动作,描述及操作正确	10		
		2. 下降:利用模型演示下降的动作,描述及操作正确	10		
		3. 俯屈:利用模型演示俯曲的动作,描述及操作正确	10		
		4. 内旋转:利用模型演示内旋转的动作,描述及操作正确	10		
		5. 仰伸:利用模型演示仰伸的动作,描述及操作正确	10		
		6. 复位及外旋转:利用模型演示复位及外旋转的动作,描述及操作正确	10		
		7. 胎身娩出:利用模型演示前肩、后肩、胎身娩出的动作,描述及操作正确	10		
质量标准	15	1. 动作轻巧	10		
		2. 操作娴熟	5		
提问	10	1. 口述正确	5		
		2. 叙述流畅	5		
总分	100		100		

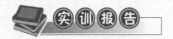

实训四　枕左前位的分娩机制实训报告

姓名		实训日期		学号	
班级		带教老师		评分	

【实训目的】

【实训准备】

【操作步骤】

【注意事项】

【各种异常的临床意义】

教师签名：

批阅时间：

正常分娩各产程的处理

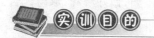

1. 掌握各产程的观察及处理方法。
2. 学会产妇外阴消毒及铺巾的方法。
3. 学会保护会阴的时机和具体方法。
4. 掌握胎儿娩出的接生步骤,学会脐带结扎的方法。

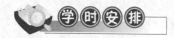

4 学时

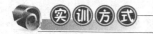

教师在模型上示教,学生分组练习。

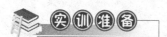

1. **护士准备**

熟悉实训内容,衣帽整洁。

2. **用物准备**

孕妇模型,消毒用品,产包,胎盘模型,产床,纱布,消毒巾,口罩,帽子,碘伏棉球,乙醇棉球,治疗车1辆,产包1个,无菌卵圆钳6把,塑料布、便盆、棉布垫巾或一次性隔尿垫各一张,无菌换药碗1个,冲洗壶内装温开水(38~42℃),0.5%聚维酮碘液,小棉被、消毒大棉签1包,新生儿模型,婴儿磅秤,吸痰管,吸痰器。

3. 产妇准备

解大小便,了解分娩的意义及目的、配合方法。

4. 环境准备

温度、湿度适宜,屏风遮挡,光线充足。

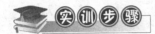 实训步骤

1. 第一产程

(1)护士衣帽整洁,洗手、戴口罩,备齐用物,推至床旁,核对产妇,做好解释,取得配合。

(2)对入院的临产妇进行病史询问,核对预产期及交代入院事项。

(3)提供休息与放松的环境,补充水分和热量 。

(4)了解临产后的情况(规律性宫缩开始的时间、见红情况、有无阴道流水等)。

(5)检查生命体征,指导排尿和排便:临产后2～4小时排尿1次,温肥皂水灌肠。

(6)保持皮肤清洁卫生:大小便后及时会阴冲洗,剃净阴毛,预防感染。

(7)观察产程(宫缩情况、宫口扩张及胎先露下降情况、胎心音变化、破膜情况)。

1)观察宫缩:记录宫缩的持续时间、强度、间歇时间。

2)宫口扩张及胎先露下降:通过肛门检查或阴道检查来了解宫口扩张及先露下降情况,并描记宫口扩张曲线及胎先露下降曲线。

3)胎心音:正常110～160次/分 ,潜伏期每1～2小时听胎心1次,活跃期每15～30分钟听1次,每次听诊1分钟。

4)胎膜破裂:立即听胎心,观察羊水性状、颜色和流出量,记录破膜时间。

2. 第二产程

(1)观察拨露、着冠及宫缩情况(图5-1,5-2)。

(2)密切监测胎心:5～10分钟听1次。

(3)指导产妇屏气用力增加腹压。

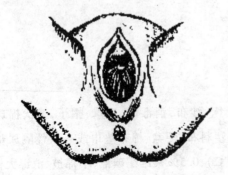

图5-1 胎头拨露

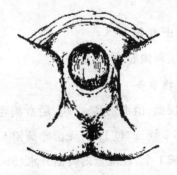

图5-2 胎头着冠

（4）接产准备：仰卧于产床，消毒外阴。

1）物品准备：高压灭菌产包、外阴冲洗和消毒所用的器械、消毒液、新生儿吸痰管、吸痰器、新生儿衣服、包被等。

2）产妇外阴准备：初产妇宫口开全、经产妇宫口扩张 4cm 且宫缩规则有力时，应将产妇送至产房，做好接生的准备工作。

让产妇仰卧于产床上，两腿屈曲分开，露出外阴部，垫好无菌垫巾，取膀胱截石位，放置便盆。

首先用温开水冲洗外阴的分泌物、羊水等（顺序：由上→下，外→内，阴阜→大腿内侧上 1/3→大阴唇→小阴唇→会阴→臀部皮肤→肛门），为防止冲洗液进入阴道，用消毒干纱球盖住阴道口，一手拿冲洗壶，一手用持物钳夹取一干纱球擦洗（也可用大棉签擦洗），洗净外阴。

然后以 0.5% 聚维酮碘纱球消毒，重复 3 遍（顺序：由上→下，内→外，小阴唇→大阴唇→阴阜→大腿内侧上 1/3→会阴→臀部皮肤→肛门），撤去治疗巾和便盆，铺无菌垫巾于臀下。

3）接生准备：接生者以无菌操作常规洗手、穿手术衣及戴手套，打开产包，铺好消毒巾（顺序：先铺下面的垫单→套右侧腿套→套左侧腿套→铺洞巾），准备接产。

（5）接产（图 5-3）：接产者站在产妇右侧，当胎头拨露使阴唇后联合紧张时，开始保护会阴。

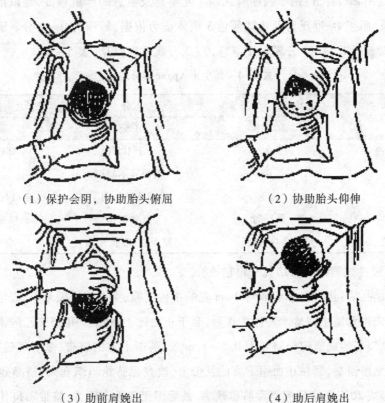

（1）保护会阴，协助胎头俯屈　　　　　（2）协助胎头仰伸

（3）助前肩娩出　　　　　　　　　　　（4）助后肩娩出

图 5-3　保护会阴，协助胎儿娩出

方法:在会阴部盖上一块消毒巾,接生者右肘支在产床上,右手拇指与其余四指分开,利用手掌大鱼际肌顶住会阴部。每当宫缩时,向上内方托压,同时左手应轻轻下压胎头枕部,协助胎头俯屈和使胎头缓慢下降。宫缩间歇时,保护会阴的右手稍放松,以免压迫过久引起会阴水肿。当胎头枕部在耻骨弓下露出时,左手应按分娩机制协助胎头仰伸。此时如宫缩强,应嘱产妇张口哈气,解除腹压的作用,让产妇在宫缩间歇时稍向下屏气,使胎头缓慢娩出。

胎头娩出后,右手仍应注意保护会阴,不要急于娩出胎肩,而应以左手自鼻根向下颏挤压,挤出口鼻内的黏液和羊水,然后协助胎头复位和外旋转。接生者的左手将胎儿颈部向下轻压,使前肩自耻骨弓下先娩出,继之再托胎颈向上,使后肩从会阴前缘缓慢娩出,并记录胎儿娩出时间。

胎儿娩出以后立即清理呼吸道,1~2分钟内切断脐带,在距脐带根部10~15cm处用两把血管钳钳夹,于两钳之间剪断脐带,在产妇臀下放一弯盘接血,以计算出血量。

3. 第三产程

(1)新生儿护理:

1)清理呼吸道:胎儿娩出断脐后,继续清除呼吸道的黏液和羊水,用新生儿吸痰管或导尿管轻轻吸除新生儿咽部及鼻腔的黏液和羊水,以免发生吸入性肺炎。

2)阿普加(Apgar)评分:用于判断有无新生儿窒息及窒息的严重程度,是以出生后1分钟时的心率、呼吸、肌张力、喉反射及皮肤颜色5项体征为依据,每项为0~2分。满分为10分。8~10分属正常新生儿,4~7分属轻度窒息,0~3分属重度窒息(表5-1)。

表5-1 新生儿 Apgar 评分表

体征	得分		
	0分	1分	2分
每分钟心率	0	小于100次	100次及以上
呼吸	0	浅慢且不规则	佳
肌张力	松弛	四肢稍屈曲	四肢屈曲活动好
喉反射	无反射	有些动作	咳嗽、恶心
皮肤颜色	全身苍白	躯干红,四肢青紫	全身红润

3)处理脐带:(先消毒—后结扎—再包扎)

①气门芯结扎法:将气门芯剪成约2mm宽的小橡皮圈,穿一棉线做牵引,浸泡在消毒液中备用。使用前先用无菌生理盐水冲净消毒液,套于止血钳上备用。用75%乙醇消毒脐带根部周围,用套有气门芯的血管钳于脐轮上0.5~1cm处,剪断上方的脐带,牵引气门芯上棉线,将橡皮圈绕过止血钳顶端,套在止血钳下方的脐带上,检查无脐轮组织套入,挤净残血,用2.5%碘酊、75%乙醇或20%高锰酸钾消毒脐带残端,最后用无菌纱布覆盖,脐带布包扎(图5-4)。

②棉线结扎法:用75%乙醇消毒脐带根部周围,在距脐轮0.5cm处用粗丝线结扎第一道

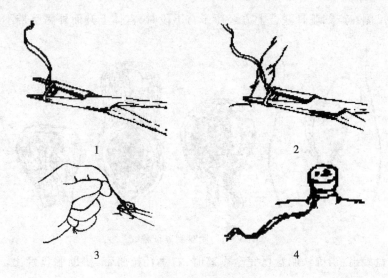

图 5-4　气门芯结扎脐带

线,再在结扎线外 1~2cm 处结扎第二道线。必须扎紧防止脐带出血,但应避免用力过猛造成脐带断裂。在第二道结扎线外 0.5cm 处剪断脐带,挤出残余血液,用 2.5% 碘酊、75% 乙醇消毒脐带断面。药液切不可接触新生儿皮肤,以免发生皮肤灼伤。待脐带断面干后,以无菌纱布包盖好,脐带布包扎(图 5-5)。

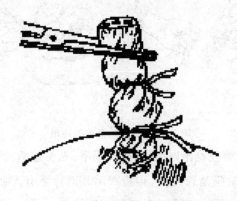

图 5-5　双重棉线结扎脐带

4)保暖和常规护理:断脐后,擦干皮肤并保暖,擦净足底胎脂,打新生儿足印及母亲拇指印于新生儿病历上,左手系上新生儿识别带,抗生素眼药水滴眼以防结膜炎。详细体格检查后抱给母亲。

(2)母亲护理:

1)观察胎盘剥离征象(图 5-6)。

①宫体变硬呈球形,宫底升高达脐上。

②阴道口外露的脐带自行延长。

③阴道口少量流血。

④用手掌尺侧在产妇耻骨联合上方轻压子宫下段时,宫体上升而外露脐带不再回缩。

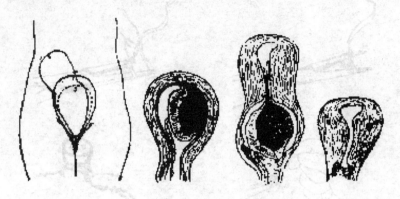

图5-6 胎盘剥离征象

2)协助胎盘娩出:当确认胎盘已完全剥离时,右手轻拉脐带,协助胎盘娩出。当胎盘娩出至阴道口时,接生者用双手捧住胎盘,向一个方向旋转并缓慢向外牵拉,协助胎膜完全剥离排出(图5-7)。

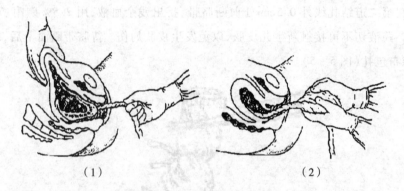

（1） （2）

图5-7 协助胎盘胎膜娩出

3)检查胎盘胎膜:胎盘胎膜娩出以后,将胎盘铺平,先检查胎盘母体面的胎盘小叶有无缺损,然后将胎盘提起,检查胎膜是否完整,再检查胎儿面边缘有无血管断裂,能及时发现副胎盘。最后将脐带提起,检查胎膜是否完整并测量脐带长度。

4)检查软产道:胎盘娩出后,应仔细检查会阴、小阴唇内侧、尿道口周围、阴道及宫颈有无撕裂。如有撕裂应立即缝合。

5)预防产后出血:当胎儿双肩娩出后立即给产妇肌内注射缩宫素10U,以加强宫缩,促进胎盘剥离,减少产后出血。

(3)促进母子互动:早接触、早吸吮,胎儿出生后30分钟内进行,建立母子感情。

(4)产后2小时的观察及护理:留产妇在产房观察2小时,重点观察子宫收缩情况、宫底高度、阴道出血量、膀胱充盈情况、会阴及阴道有无血肿,并测量血压、脉搏等。

(5)观察产妇和新生儿一切正常,送回病房,整理物品,洗手。

教师示教结束,学生分组分项目练习:学生3~4人一组,练习产妇外阴冲洗消毒、外阴铺无菌巾、接生步骤、新生儿脐带结扎等项目,教师巡回指导。

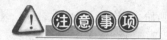

1. 操作规范,程序正确,注意无菌观念。
2. 注意用关心体贴的语气与产妇交流,指导产妇的配合。
3. 实践结束后清理用物,重新打包,物品归位。

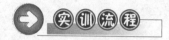

学生准备

　熟悉实训内容及实训目的,衣帽整洁,洗手、剪指甲、戴手套、戴口罩

教师示教或看视频

用物准备

　孕妇模型、血压计、温度计、润滑剂、一次性剃刀消毒用品、产包、胎盘模型、产床、肥皂水、纱布、小闹钟、待产床、骨盆模型消毒巾、口罩、帽子、碘伏棉球、乙醇棉球、新生儿模型、婴儿磅秤、吸痰管、多媒体课件等

第一产程

　备齐用物,推至床旁
　核对产妇,做好解释,取得配合

询问妊娠情况

　病史询问,核对预产期及交代入院事项
　了解临产后的情况

一般护理工作

　检查生命体征,指导排尿和排便
　临产后2~4小时排尿1次,温肥皂水灌肠
　大小便后及时会阴冲洗
　剃净阴毛,预防感染

观察产程

观察宫缩:记录宫缩的持续时间、强度、间歇时间

宫口扩张及胎先露下降:描记宫口扩张曲线及胎先露下降曲线

胎心音:正常 110~160 次/分,潜伏期每 1~2 小时听胎心 1 次

活跃期每 15~30 分钟听 1 次,每次听诊 1 分钟

胎膜破裂:立即听胎心,观察羊水性状、颜色和流出量

↓记录破膜时间

第二产程观察

宫口开全后观察胎头拨露、着冠及观察宫缩

密切监测胎心:5~10 分钟听 1 次

↓指导产妇屏气,用力增加腹压

接产准备

仰卧于产床,消毒外阴

↓物品准备,产妇外阴准备,接生准备

接产

站在产妇右侧,会阴部盖上一块消毒巾,开始保护会阴

协助胎头俯曲,产妇在宫缩间歇时稍向下屏气,使胎头缓慢娩出

协助胎头仰伸、复位及外旋转,前肩、后肩娩出

协助胎身娩出,记录胎儿娩出时间

↓胎儿娩出以后立即清理呼吸道、钳夹脐带断脐

第三产程胎盘处理

↓先确定胎盘剥离(四个征象)后助娩胎盘

新生儿护理

清理呼吸道

↓阿普加(Apgar)评分

处理脐带

↓先消毒,后结扎,再包扎

母亲护理

防止产后出血:胎儿前肩娩出后立即给产妇肌注缩宫素 10U,加强宫缩,促胎儿胎

↓盘娩出,减少产后出血;测血压、脉搏

促进母子互动

↓早接触、早吸吮

产后 2 小时的观察及护理

留产妇在产房观察 2 小时

观察子宫收缩情况、宫底高度、阴道出血量、膀胱充盈情况、

会阴及阴道有无血肿等

观察产妇和新生儿

一切正常,送回病房

洗手、记录

学生分组分项目练习

根据学生操作结果进行评价

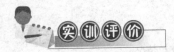

实训评价

正常分娩外阴冲洗消毒的操作考核参考标准

项目	分值	评价标准	应得分	扣分情况	实际得分
操作前准备（20）	环境（1）	安静、整洁,温度 24～26℃及湿度 50%～60%	1		
	用物（4）	用物准备齐全,新生儿辐射台处于功能状态	4		
	操作者准备（5）	1. 操作者衣帽整洁、戴口罩	2		
		2. 修剪指甲,已行六步洗手法（口述）	2		
		3. 仪表端庄大方、态度认真和蔼	1		
	产妇准备（10）	1. 核对产妇,评估产力、产道及胎儿情况,产程进展及接生时机,评估会阴清洁度,有无羊水流出及量、色、气味（口述）	4		
		2. 协助产妇进产房,上产床	2		
		3. 评估产妇的精神心理状态,指导使用腹压的方法	2		
		4. 解释操作的目的,以取得积极配合	2		
操作过程（70）	消毒过程（64）	1. 产妇取膀胱截石位,双手置于身体两侧,暴露外阴部（口述）	4		
		2. 臀下放置便盆或塑料布	4		
		3. 用温开水冲洗外阴部。顺序是由上到下,由外到内,阴阜、大腿内侧上 1/3、大阴唇、小阴唇、会阴及肛周	12		
		4. 用消毒纱布堵住阴道口,防止液体进入阴道内	4		
		6. 用 0.5% 聚维酮碘消毒外阴部,顺序是由上到下、由内到外,小阴唇、大阴唇、阴阜、大腿内侧上 1/3、会阴及肛周（重复 3 遍都正确）	30		
		7. 取下堵塞阴道口的纱布	4		
		8. 移去便盆或塑料布	3		
		9. 臀下铺无菌巾	3		
	操作后处理（6）	1. 再次与产妇沟通,指导配合	3		
		2. 准备打开产包,铺巾	2		
		3. 报告操作结束	1		
质量标准（5）	5	1. 动作轻巧	2		
		2. 操作娴熟	3		
提问（5）	5	1. 口述正确	3		
		2. 叙述流畅	2		
总分	100		100		

正常分娩铺无菌巾操作的考核参考标准

项目	分值	评价标准	应得分	扣分情况	实际得分
操作前准备（20）	环境（2）	安静、整洁,温度24～26℃及湿度50%～60%	2		
	用物（2）	用物准备齐全:产包,新生儿辐射台处于功能状态	2		
	操作者准备（5）	1. 检查者衣帽整洁、戴口罩	2		
		2. 修剪指甲,已行六步洗手法(口述)	2		
		3. 仪表端庄大方、态度认真和蔼	1		
	产妇准备（志愿者）（11）	1. 核对产妇,评估产力、产道及胎儿情况,产程进展及接生时机(口述)	4		
		2. 产妇取膀胱截石位,双手置于身体两侧(口述)	1		
		3. 外阴冲洗消毒完毕垫无菌治疗巾(口述)	1		
		4. 评估产妇的精神心理状态,指导使用腹压的方法	3		
		5. 解释操作的目的,以取得积极配合	2		
操作过程（70）	铺巾过程（64）	1. 检查物品消毒时间,摆放有序	2		
		2. 打开产包外包布	2		
		3. 打开产包内包布	1		
		4. 外科洗手消毒(口述)	2		
		5. 铺臀下垫单	10		
		6. 穿两侧裤腿	16		
		7. 穿无菌手术衣	6		
		8. 戴无菌手套	6		
		9. 铺洞巾	8		
		10. 置会阴保护巾	5		
		11. 摆放接生用物	6		
	操作后处理（6）	1. 再次与产妇沟通,指导配合	3		
		2. 准备保护会阴及协助胎儿娩出(口述)	2		
		3. 报告操作结束	1		
质量标准（5）	5	1. 动作轻巧	2		
		2. 操作娴熟	3		
提问（5）	5	1. 口述正确	3		
		2. 叙述流畅	2		
总分	100		100		

正常分娩接生步骤的操作考核参考标准

项目	分值	评价标准	应得分	扣分情况	实际得分
操作前准备（20）	操作者准备（10）	1. 接生者戴口罩、帽子	1		
		2. 按外科洗手消毒、戴手套（口述）	2		
		3. 打开产包，穿好接生衣	1		
		4. 铺好无菌巾（口述）	1		
		5. 核对产妇，做好解释，取得配合	2		
		6. 评估产妇的产力、产道、胎儿，产程进展情况，产妇进产房接生时机（口述）	2		
		7. 站于产妇右侧，指导产妇正确使用腹压（口述）	1		
	用物准备（8）	物品准备齐全，新生儿辐射台处于功能状态	8		
	产妇准备（2）	1. 产妇上产床取正确体位	1		
		2. 产妇排空膀胱	1		
操作过程（70）	接生步骤（65）	1. 评估胎头剥离、着冠情况，判断保护会阴的时机（口述）	4		
		2. 保护会阴，协助胎头俯屈 （1）保护会阴的方法：在会阴部盖上一块消毒巾，接生者右肘支在产床上，右手拇指与其余四指分开，利用手掌大鱼际肌顶住会阴部（6分） （2）有宫缩时向上、向内托压，无宫缩时手稍放松（2分） （3）左手协助胎头俯曲（2分）	10		
		3.（1）协助胎头仰伸娩出（6分） （2）左手自鼻根向下颏挤压，挤出口鼻内的黏液和羊水（1分） （3）右手继续保护会阴，不放松（1分）	8		
		4. 协助胎头复位、外旋转	6		
		5. 协助胎前肩娩出	4		
		6. 协助胎后肩娩出，松开保护会阴的手	6		
		7. 协助胎体娩出并记住胎儿娩出时间	6		
		8. 以两把止血钳分别在距离脐轮10~15cm处各夹一把，断脐	2		
		9. 清理新生儿呼吸道的同时进行阿普加评分（口述）	2		
		10. 协助胎盘娩出（先确定剥离，再助娩胎盘）手法正确	10		
		11. 检查胎盘、胎膜是否完整	4		
		12. 检查软产道有无裂伤	3		
	操作后处理（5）	1. 整理物品，洗手（口述）	2		
		2. 产房观察并记录（口述）	3		

项目	分值	评价标准	应得分	扣分情况	实际得分
质量标准（5）	5	1. 用物准备齐全，摆放有序	2		
		2. 严格按操作规程进行	1		
		3. 手法正确，操作熟练	1		
		4. 关心产妇，读报无误	1		
提问（5）	5	1. 口述正确	3		
		2. 叙述流畅	2		
总分	100		100		

正常分娩新生儿脐带处理的操作考核参考标准

项目	分值			评价标准	应得分	扣分情况	实际得分
操作前准备（20）	操作者准备（8）			1. 接生者戴口罩、帽子	2		
				2. 按外科洗手消毒，戴手套（口述）	3		
				3. 评估新生儿情况（阿普加评分法）（口述）	3		
	环境（2）			新生儿在辐射台上处于保暖环境中	2		
	用物准备（8）			物品准备齐全，新生儿辐射台处于功能状态	8		
	新生儿准备（2）			1. 已清理呼吸道，评分、呼吸正常	1		
				2. 侧卧	1		
操作过程（70）	断脐（8）			1. 新生儿娩出后，以两把止血钳分别在距离脐轮 10cm 和 15cm 处各夹一把	4		
				2. 于两钳之间将脐带剪断，胎盘侧脐带的止血钳置于弯盘	2		
				3. 新生儿移到新生儿辐射台保暖	2		
	结扎并包扎脐带（57）	棉线结扎法（30）		1. 无菌纱布块擦净脐根周围的黏液和血液	2		
				2. 用 75% 乙醇消毒脐根部	2		
				3. 距离脐根 0.5cm 处用棉线结扎第一道线（平结结扎），结扎时用力适当	4		
				4. 在第一道线上方 0.5~1cm 处结扎第二道线	4		
				5. 在第二道结扎线上 0.5cm 处剪断脐带	2		
				6. 用纱布衬垫脐带，挤出残端血迹，检查有无活动性出血	4		
				7. 用 2.5% 碘酒及 75% 乙醇先后消毒脐带断端	4		
				8. 用无菌开口纱布包住脐带，并用小纱布块覆盖	4		
				9. 用脐绷带包扎脐带	4		

项目	分值		评价标准	应得分	扣分情况	实际得分
操作过程（70）	结扎并包扎脐带（57）	气门芯胶管套扎法（27）	1. 无菌纱布块擦净脐根周围的黏液和血液	1		
			2. 用75%乙醇消毒脐根部	2		
			3. 用止血钳尖端套入带线气门芯胶管内	2		
			4. 分开止血钳，在近脐轮端1cm处钳夹脐带	2		
			5. 剪除止血钳上端脐带	1		
			6. 提起气门芯胶管系线，将胶管脱出止血钳尖端，套入近脐轮处的脐带上，除去止血钳	3		
			7. 用纱布衬垫脐带，挤出残端血迹，检查有无活动性出血	4		
			8. 用2.5%碘酒及75%乙醇先后消毒脐带断端	4		
			9. 用无菌开口纱布包住脐带，并用小纱布块覆盖	4		
			10. 用脐绷带包扎脐带	4		
	操作后处理（5）		1. 用纱布擦去新生儿身上的血迹、黏液，交助手处理	2		
			2. 2小时内继续注意脐部有无活动性出血或渗血（口述）	3		
质量标准（5）	5		1. 用物准备齐全，摆放有序	2		
			2. 严格按操作规程进行	1		
			3. 方法正确，操作熟练，动作轻巧	1		
			4. 关心新生儿	1		
提问（5）	5		1. 口述正确	3		
			2. 叙述流畅	2		
总分	100			100		

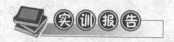

实训五　正常分娩各产程的处理实训报告

姓名		实训日期		学号	
班级		带教老师		评分	

【实训目的】

【实训准备】

【操作步骤】

【注意事项】

教师签名：

批阅时间：

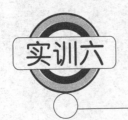

实训六　　**新生儿沐浴**

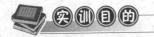

1. 保持皮肤清洁舒适,预防皮肤感染和尿布性皮炎。

2. 协助婴儿皮肤散热,促进血液循环,增强免疫能力。

3. 活动肌肉和肢体,增强婴儿关节灵活度和肌肉力量,促进婴儿消化功能及骨骼生长。

4. 观察婴儿全身情况,及时发现身体异常症状。

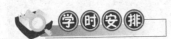

2 学时

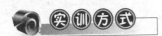

先示教,后分组练习。

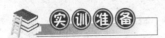

1. **护士准备**

着装整齐,修剪指甲、洗手、戴口罩。评估婴儿身体状况。

2. **用物准备**

(1)干净衣服、包被、系带、浴巾、大毛巾、小毛巾、磅秤、尿布桶。

(2)护理篮(梳子、指甲剪、婴儿洗发水、沐浴液、护肤乳、润肤油、爽身粉、酒精、棉签、石蜡油、1% 龙胆紫、75% 乙醇)。

(3)小盆、浴盆(内备 2/3 温热水,冬季水温 38～39℃,夏季水温 37～38℃)。另准备 50～

60℃温水备用。

3. 婴儿准备

喂奶前或喂奶后一小时进行,以防溢乳或呕吐。

4. 环境准备

温、湿度适宜,避免室内有对流风。

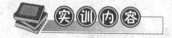

(一)实训方法

教师讲解沐浴法的理论知识,看视频、示教后,学生分组练习,教师巡回视察指导练习,实训结束前,每组抽查一名学生操作、评估,做出总结。

(二)评估

1. 环境温度、湿度。

2. 婴儿年龄、体重、营养状况及生命体征等。

3. 婴儿全身皮肤情况。

4. 与家属有效地沟通,取得家属的理解与配合。

(三)沐浴操作步骤

1. 关闭门窗,夏季调节室温为 24 ~ 26℃,冬季为 26 ~ 28℃。

2. 核对婴儿腕带及包被牌上的信息,向家长解释操作目的、方法。

3. 打开淋浴器开关,调节水温为 38 ~ 40℃,沐浴前操作者再用前臂内侧试水温。

4. 解开婴儿包被,再次核对,检查新生儿全身情况,将婴儿放置在淋浴床上。一手托住婴儿头颈部并用拇指和中指向前轻折双耳廓,堵住外耳道,另一手用小毛巾依次清洗眼、口、鼻及面部。

5. 取适量洗发露涂抹于操作者手上,轻轻洗净新生儿头、颈及耳后等。

6. 将婴儿完全放置于淋浴床上,用小毛巾涂上沐浴液,依次洗净婴儿的胸腹、腋下、上下肢、腹股沟、会阴部、背部及臀部。流水冲净沐浴液,同时观察全身情况。

7. 洗完后用大浴巾将新生儿包裹,抱至处置台上,拭干全身,尤其是耳后、关节及皮肤皱褶处。

8. 用 75% 乙醇棉签消毒脐带残端,用干棉球拭干外耳道、鼻腔及双眼,在皮肤皱褶处撒爽身粉,臀部涂护臀霜,并轻轻揉匀。

9. 测体重并记录,穿好婴儿服,垫好尿布,核对腕带,无误后送回病房。

10. 整理用物,必要时记录。

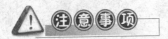 **注意事项**

1. 动作要轻快,注意保暖,减少暴露。

2. 尿布带绑系松紧适度,防止过紧影响小儿活动或过松导致大便外溢。

3. 小儿较胖或尿量较多时,可在尿布上增加一长方形尿布以增加厚度,女婴将厚层垫于臀下,男婴则将厚层放于会阴部。

4. 不宜在刚喂完奶及饥饿时进行沐浴及抚触,以免引起婴儿不适和烦躁。

5. 洗浴时水温适宜,勿使水及沐浴液进入眼、耳内,头顶部有皮脂结痂时不可用力清洗,可先涂液体石蜡浸润,次日轻轻梳去结痂后再清洗。

6. 根据婴儿情况灵活选择抚触部位及顺序,沐浴后进行全身抚触,每次抚触时间为 15 ~ 20 分钟,平时可抚触某几个部位,抚触过程中多与婴儿进行语言及目光交流。

7. 婴儿沐浴时注意观察全身情况,发现异常及时报告医生。

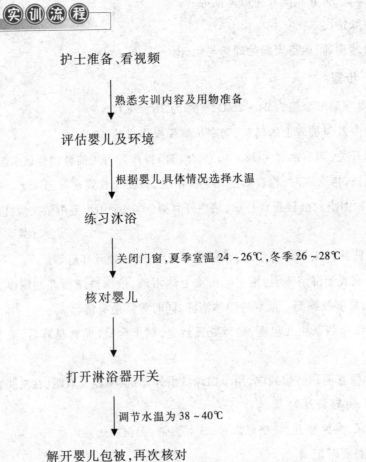 **实训流程**

护士准备、看视频

↓ 熟悉实训内容及用物准备

评估婴儿及环境

↓ 根据婴儿具体情况选择水温

练习沐浴

↓ 关闭门窗,夏季室温 24 ~ 26℃,冬季 26 ~ 28℃

核对婴儿

↓

打开淋浴器开关

↓ 调节水温为 38 ~ 40℃

解开婴儿包被,再次核对

左手手掌托住头颈部,拇指与中指堵住外耳道,清洗眼、口、鼻及面部

适量沐浴露

右手取沐浴露轻轻擦洗,后用清水轻轻洗净新生儿头、颈及耳后

放置于淋浴床上

小毛巾涂上沐浴液,依次洗净婴儿的胸腹、腋下、上下肢、腹股沟、会阴部、背部及臀部

大浴巾包裹新生儿

后用75%乙醇棉签消毒脐带残端,棉球拭干外耳道、鼻腔及双眼,皮肤皱褶处撒爽身粉,臀部涂护臀霜

测体重并记录

实训后整理用品、记录

根据操作进行评估

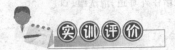

新生儿沐浴操作的考核参考标准

项目	分值	评价标准	应得分	扣分情况	实际得分
操作前准备（20）	环境（1）	安静、整洁、光线充足，关闭门窗，室内温度 26～28℃，室内保暖措施安全	1		
	用物（4）	调节水温（口述 38～40℃）	1		
		调整沐浴装置，摆放沐浴垫	1		
		备齐用物，摆放有序，检查物品消毒时间	2		
	操作者准备（9）	1. 检查者衣帽整洁、戴口罩	2		
		2. 修剪指甲，已行六步洗手法（口述）	2		
		3. 仪表端庄大方、态度认真和蔼	1		
		4. 评估新生儿健康状况，产妇、家属的认知态度	2		
		5. 解释新生儿沐浴的目的、合适的时间（口述）	2		
	新生儿（6）	1. 将新生儿抱至沐浴准备台上，核对新生儿信息	2		
		2. 松解衣服，检查全身情况，查看尿布，松解脐带卷	2		
		3. 测量体温（肛温）	2		
操作过程（70）	面部擦洗（11）	1. 测试水温，温热沐浴垫，抱放新生儿在沐浴床上	3		
		2. 用小毛巾于不同部位按顺序擦洗：眼（双眼内眦—外眦）—鼻—嘴—额—面颊—下颌—外耳	8		
	头部洗浴（4）	清洗头部，防治洗浴液进入外耳道的方法得当	4		
	身体洗浴（26）	1. 顺序：颈部—对侧上肢—近侧上肢—胸腹部—对侧下肢—背部—臀部	16		
		2. 注意皮肤皱褶处、会阴部及臀部清洗	6		
		3. 观察新生儿的精神反应及身体状况	4		
	沐浴后护理（24）	1. 洗毕，将新生儿抱回洗浴准备台上，迅速用浴巾包裹并吸干全身的水渍	2		
		2. 脐部护理：充分暴露脐部，用无菌干棉签蘸干脐部，75% 酒精消毒脐带残端及脐窝 2 次，无异常情况勿需包扎（口述）	4		
		3. 皮肤及臀部护理：在皮肤皱褶处扑婴儿爽身粉，必要时臀部涂抹护臀油（口述）	2		
		4. 兜好尿布，穿上衣裤，裹好小毛毯	3		
		5. 鼻、耳护理：用消毒棉签洗净外鼻孔和外耳道可能残存的水渍	5		

项目	分值	评价标准	应得分	扣分情况	实际得分
操作过程（70）	沐浴后护理（24）	6. 手指甲及腕带：视情况修剪指甲，检查手腕带上的字迹，不清晰者给予补上（口述）	2		
		7. 脱去围裙	1		
		8. 抱新生儿回母婴室，核对产妇与新生儿信息准确无误后，将新生儿交给产妇	2		
		9. 新生儿体位安置妥当，行健康指导（口述）	3		
	操作后处理（5）	1. 撤去一次性垫单，按医院感染要求分类处理用物	2		
		2. 洗手（六步洗手法），记录新生儿情况	2		
		3. 报告操作结束	1		
质量标准（5）	5	1. 动作轻巧	2		
		2. 操作娴熟	3		
提问（5）	5	1. 口述正确	3		
		2. 叙述流畅	2		
总分	100		100		

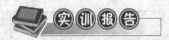

实训六　新生儿沐浴实训报告

姓名		实训日期		学号	
班级		带教老师		评分	

【实训目的】

【用物准备】

【沐浴操作要点及方法】

【沐浴操作中注意事项】

教师签名：

批阅时间：

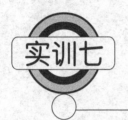

实训七　新生儿窒息抢救

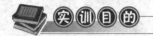

1. 掌握新生儿窒息复苏的用物准备。

2. 学会新生儿初步复苏和面罩气囊人工呼吸的方法及胸外心脏按压的方法。

3. 学会新生儿窒息复苏的操作步骤。

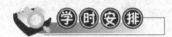

2 学时

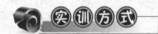

教师在模型上示教,学生分组练习。

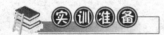

1. **护士准备**

熟悉实训内容,衣帽整洁。

2. **用物准备**

新生儿模型,远红外线辐射抢救台,处置车,吸引设备及器械(气管插管、喉镜、吸痰管、氧气、气囊面罩等),急救药品(1:10 000 肾上腺素、纳洛酮、5% 碳酸氢钠),多媒体课件等。

3. **患儿准备**

解除衣服,显露胸部,放置于硬板床上。

4. **环境准备**

避开危险环境,光线充足。

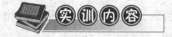

（一）复苏前准备

按要求着装,修剪指甲,洗手,戴口罩。备齐用物,核对患儿信息,做好解释。

（二）复苏程序

医护人员按 ABCDE 程序复苏,保暖措施贯穿始终。

在 ABCDE 复苏原则下,新生儿复苏可分为 4 个步骤:

1. 快速评估和初步复苏。

2. 正压通气和氧饱和度监测。

3. 气管插管正压通气和胸外按压。

4. 药物和(或)扩容。

（三）复苏的步骤

1. 快速评估

出生后立即用几秒钟的时间快速评估 4 项指标:①足月吗? ②羊水清吗? ③有哭声或呼吸吗? ④肌张力好吗?

如以上 4 项中有 1 项为"否",则进行以下初步复苏。

2. 初步复苏

(1)保暖:放在辐射保暖台上或采取其他保温措施减少热量散失等。对体重 <1500g 的极低出生体重儿可将其头部以下躯体和四肢放在清洁的塑料袋内,或盖以塑料薄膜置于辐射保暖台上,摆好体位后继续初步复苏的其他步骤。

(2)体位:

①置新生儿头轻度仰伸位(鼻吸气位)。

②建立通畅的呼吸道:摆正体位。

③仰卧体位、头略后仰,"鼻吸气"位。"鼻吸气"位使咽后壁、喉和气管成一直线,颈部伸仰过度及不足均阻碍气体进入,而体位正确则使呼吸道保持最佳开放状态。

(3)吸痰(清理呼吸道):在肩娩出前用手将新生儿口咽、鼻中的分泌物挤出。娩出后,用吸球或吸管(12F 或 14F)先口咽后鼻腔清理分泌物。过度用力吸引可能导致喉痉挛和迷走神经性心动过缓并使自主呼吸出现延迟。应限制吸管的深度和吸引时间(<10 秒),吸引器的负压不超过 100mmHg。目的是保持呼吸道通畅。

(4)擦干:快速擦干全身,拿掉湿毛巾。

(5)刺激:用手拍打或手指轻弹新生儿的足底或摩擦背部 2 次以诱发自主呼吸,如这些努力无效表明新生儿处于继发性呼吸暂停,需要正压通气。

(6)羊水胎粪污染时的处理:当羊水有胎粪污染时,无论胎粪是稠或稀,初生儿一娩出先评估新生儿有无活力:新生儿有活力时,继续初步复苏;如无活力,采用胎粪吸引管进行气管内吸引。有活力的定义是:规则呼吸或哭声响亮、肌张力好及心率 >100 次/分。以上 3 项中 1 项不好者为无活力。

3. 正压通气

新生儿复苏成功的关键是建立充分的正压通气。

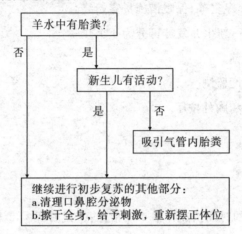

(1)指征:

1)呼吸暂停或喘息样呼吸。

2)心率 <100 次/分。

(2)气囊面罩正压通气:

1)通气压力需要 20~25cmH$_2$O,少数病情严重的初生儿可用 2~3 次 30~40cmH$_2$O 压力通气,以后通气压力维持在 20cmH$_2$O。

2)频率 40~60 次/分(胸外按压时为 30 次/分)。

3)有效的正压通气应显示心率迅速增快,由心率、胸廓起伏、呼吸音及氧饱和度来评价。

4)如正压通气达不到有效通气,需检查面罩和面部之间的密闭性,是否有气道阻塞(可调整头位、清除分泌物,使新生儿的口张开)或气囊是否漏气。面罩型号应正好封住口鼻,但不能盖住眼睛或超过下颌。

5)经 30 秒充分正压通气后,如有自主呼吸,且心率 ≥100 次/分,可逐步减少并停止正压通气;如自主呼吸不充分,或心率 <100 次/分,须继续用气囊面罩或气管插管施行正压通气,并检查及矫正通气操作;如心率 <60 次/分,气管插管正压通气并开始胸外按压。

6)持续气囊面罩正压通气(>2 分钟)可产生胃充盈,应常规经口插入 8F 胃管,用注射器抽气并保持胃管远端处于开放状态。

7)国内使用的新生儿复苏囊为自动充气式气囊(250ml),使用前要检查减压阀。有条件最好配备压力表。自动充气式气囊(图7-1)不能用于常压给氧。

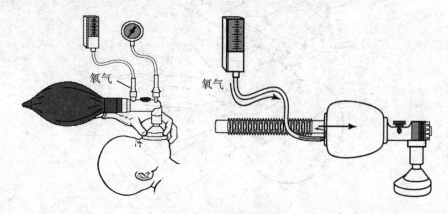

图7-1　自动充气式气囊

4. 喉镜下经口气管插管

(1)气管插管的指征:

1)需要气管内吸引清除胎粪时。

2)气囊面罩正压通气无效或要延长时。

3)胸外按压时。

4)经气管注入药物时。

5)特殊复苏情况,如先天性膈疝或超低出生体重儿。

(2)准备喉镜:物品首先选择适当型号的镜片。早产儿用0号,足月儿用1号。检查喉镜光源,调节吸引器的吸引压力到100mmHg,连接10F(或10F以上)吸引管和导管,使其能吸出口鼻内的分泌物。

不同体重新生儿气管导管型号和插入深度的选择见表7-1。

表7-1　不同体重新生儿气管导管型号和插入深度的选择

体重(g)	导管内径(mm)	唇-端距离(cm[p])
≤1000	2.5	6~7
~2000	3.0	7~8
~3000	3.5	8~9
>3000	4.0	9~10

注:p为上唇至气管导管管端的距离

(3)喉镜下经口气管插管方法(图7-2):

1)左手持喉镜,使用带直镜片(早产儿用0号,足月儿用1号)的喉镜进行经口气管插管。将喉镜夹在拇指与前3个手指间,镜片朝前。小指靠在新生儿骸部提供稳定性。喉镜镜片应沿着舌面右边滑入,将舌头推至口腔左边,推进镜片直至其顶端达会厌软骨谷。

2)暴露声门:采用一抬一压手法,轻轻抬起镜片,上抬时需将整个镜片平行朝镜柄方向移

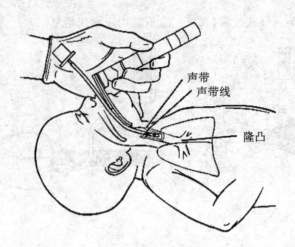

图 7-2 气管插管

动,使会厌软骨抬起即可暴露声门和声带。如未完全暴露,操作者用自己的小指或由助手的食指向下稍用力压环状软骨使气管下移有助于看到声门。在暴露声门时不可上撬镜片顶端来抬起镜片。

3)插入有金属管芯的气管导管,将管端置于声门与气管隆凸之间,接近气管中点。

4)整个操作要求在 20 秒内完成插入导管时,如声带关闭,可采用 Hemlish 手法,助手用右手食、中两指在胸外按压的部位向脊柱方向快速按压 1 次促使呼气产生,声门就会张开。

(4)确定导管位置正确的方法:

1)胸廓起伏对称。

2)听诊双肺呼吸音一致,尤其是腋下,且胃部无呼吸音。

3)无胃部扩张。

4)呼气时导管内有雾气。

5)心率、肤色和新生儿反应好转。

6)有条件可使用呼出 CO_2 检测器,可有效确定有自主循环的新生儿气管插管位置是否正确。

5. 胸外按压

(1)指征:充分正压通气 30 秒后心率 <60 次/分,在正压通气的同时须进行胸外按压。

(2)方法:应在新生儿两乳头连线中点的下方,即胸骨体下 1/3 进行按压,按压深度为胸廓前后径的 1/3,频率 90 次/分。

1)拇指法:双手拇指端压胸骨,根据新生儿体型不同,双拇指重叠或并列,双手环抱胸廓支撑背部。此法不易疲劳,能较好地控制压下深度并有较好的增强心脏收缩和冠状动脉灌流的效果。

2)双指法:右手食、中两个手指尖放在胸骨上,左手支撑背部。其优点是不受患儿体型大小及操作者手大小的限制。按压深度约为前后胸直径的 1/3,产生可触及脉搏的效果。按压和放松的比例为按压时间稍短于放松时间,放松时拇指或其他手指应不离开胸壁。

（3）胸外按压和正压通气需默契配合（图7-3）：需要胸外按压时，应气管插管进行正压通气。因为通气的损害几乎总是新生儿窒息的首要原因，因此胸外按压和正压通气的比例应为3∶1，即90次/分按压和30次/分呼吸，达到每分钟约120个动作。因此，每个动作约1/2秒，2秒内3次胸外按压加1次正压通气。30秒重新评估心率，如心率仍<60次/分，除继续胸外按压外，考虑使用肾上腺素。

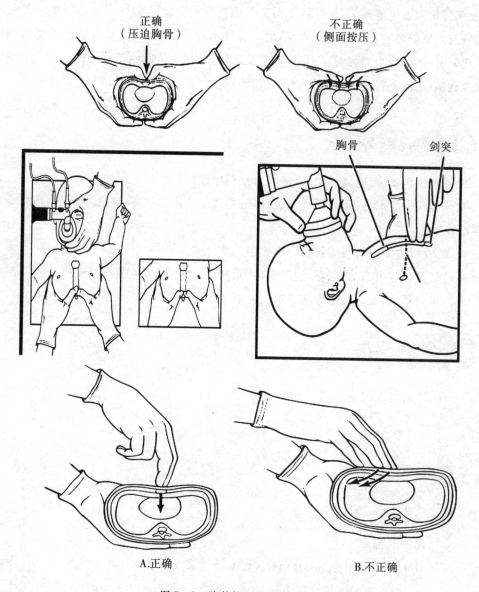

图7-3　胸外按压和正压通气

6. 药物

在新生儿复苏时，很少需要用药。新生儿心动过缓通常是因为肺部充盈不充分或严重缺氧，而纠正心动过缓的最重要步骤是充分的正压通气。

必要时用药：可经脐静脉或气管内给药。①刺激心跳：用1∶10 000肾上腺素0.2ml/kg静脉注射。②纠正酸中毒：常用5%碳酸氢钠3～5ml/kg,加等量葡萄糖溶液,5分钟内缓慢静脉推注。③因产妇使用麻醉药物引起呼吸抑制,可给予纳洛酮0.1mg/kg肌注。

7. 复苏后监护

复苏后的新生儿可能有多器官损害的危险,应继续监护,包括：①体温管理。②生命体征监测。③早期发现并发症继续监测维持内环境稳定,包括：氧饱和度、心率、血压、红细胞压积、血糖、血气分析及血电解质等,复苏后立即进行血气分析有助于估计窒息的程度。及时对脑、心、肺、肾及胃肠等器官功能进行监测,早期发现异常并适当干预,以减少窒息的死亡和伤残。一旦完成复苏,为避免血糖异常,应定期监测血糖,低血糖者静脉给予葡萄糖。如合并中、重度缺氧缺血性脑病,有条件的单位可给予亚低温治疗。

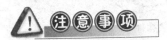

1. 抢救时操作要稳、准、轻、快,严格按抢救程序进行。

2. 复苏过程中应15～30秒评估一次,评估要遵循一定的顺序,即先看呼吸,再查心率,继之观察皮肤颜色。

3. 要求20秒内完成气管插管及一次吸引。

4. 进行气管插管吸净羊水、黏液、胎粪时,负压不可过大,以免损伤呼吸道黏膜。

5. 鼻内插管给氧,氧流量小于2L/min,避免气胸发生。

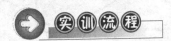

学生准备

　　熟悉实训内容及实训目的,衣帽整洁,洗手、剪指甲、戴手套、戴口罩

教师示教或看视频

用物准备

　　新生儿模型,远红外线辐射抢救台,处置车,吸引设备及器械(气
　　管插管、喉镜、吸痰管、氧气、气囊面罩等),急救药品(1:10 000肾
　　上腺素、纳洛酮、5%碳酸氢钠)

快速评估

　　足月吗? 羊水清吗? 有哭声或呼吸吗? 肌张力好吗?
　　以上4项中有1项为否,进行初步复苏

初步复苏

　↓　保暖、体位、吸痰、擦干、刺激呼吸

正压通气

　↓　气囊面罩正压通气

喉镜下经口气管插管

　↓　需要吸清气管内胎粪、正压通气无效、胸外按压时；经气管内滴药时；特殊复苏情况时，如低体重儿

胸外心脏按压

　↓　充分通气30秒后心率＜60次/分，在正压通气同时须进行胸外按压。方法有：两指法、拇指法胸外按压和正压通气需默契配合；需要胸外按压时，应气管插管进行正压通气。胸外按压和正压通气的比例应为3:1，即90次/分按压和30次/分呼吸，达到每分钟约120个动作

药物

　↓　30秒重新评估心率，如心率仍＜60次/分，除继续胸外按压外，考虑使用肾上腺素，纠正酸中毒用5%碳酸氢钠，呼吸抑制用纳洛酮0.1mg/kg肌注

复苏后护理

　↓　体温管理，生命体征监测，继续监测心率、血压、血糖、红细胞压积、电解质、血气分析等

学生训练

　↓　教师指导、提问

洗手、记录

　↓

根据学生操作结果进行评价

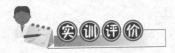

新生儿窒息的复苏考核参考标准

项目	分值	评价标准	应得分	扣分情况	实际得分
操作前准备	15	1. 复苏者衣帽整洁	5		
		2. 修剪指甲,洗手	5		
		3. 物品准备齐全	5		
操作过程	70	1. 快速评估:足月吗?羊水清吗?有哭声或呼吸吗?肌张力好吗?以上4项中有1项为否,进行初步复苏	8		
		2. 初步复苏:保暖、体位、吸痰、擦干、刺激呼吸	12		
		3. 气囊面罩正压通气	10		
		4. 喉镜下经口气管插管	10		
		5. 维持正常循环:胸外心脏按压	10		
		6. 药物治疗	10		
		7. 评价与监护(口述)	5		
		8. 操作后护理	5		
质量标准	8	1. 关心、体贴患儿	2		
		2. 动作轻柔	2		
		3. 操作娴熟	2		
		4. 争分夺秒	2		
提问	7	1. 口述正确	5		
		2. 叙述流畅	2		
总分	100		100		

新生儿窒息复苏流程图

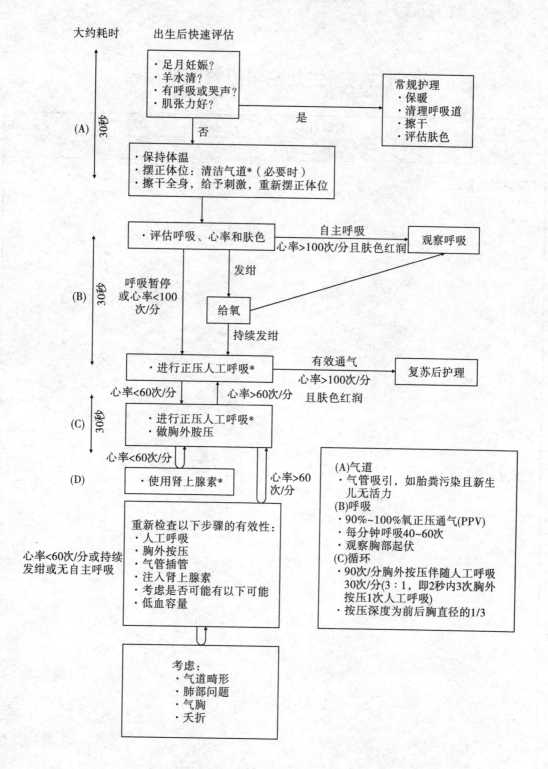

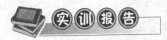

实训七　新生儿窒息抢救实训报告

姓名		实训日期		学号	
班级		带教老师		评分	

【实训目的】

【实训准备】

【操作步骤】

【注意事项】

教师签名：

批阅时间：

实训八　计划生育手术

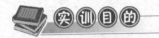

1. 会识别避孕工具的种类、名称,掌握使用的方法。
2. 学会放置、取出宫内节育器及人工流产术的术前准备。
3. 掌握放置、取出宫内节育器及人工流产术的手术步骤及注意事项。

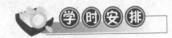

2 学时

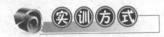

教师在模型上示教,学生分组练习。

一、宫内节育器放置术及取出术

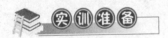

1. **护士准备**

熟悉实训内容,衣帽整洁。

2. **用物准备**

弯盘 1 个,窥阴器 2 个,宫颈钳 1 把,长止血钳 1 把,探针 1 个,宫颈扩张条(4～6 号)各 1 根,放取环器各 1 个,剪刀 1 把,节育器 1 个。双层大包布 1 块、孔巾 1 块,小纱布 3～4 块,干棉球数个,长棉签 2 支。多媒体课件等。

3. 患者准备

解除衣服,显露阴部,仰卧于妇科检查床上。

4. 环境准备

屏风遮挡,温度、湿度适宜,光线充足。

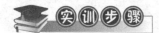 实训步骤

1. 宫内节育器放置术(图 8 - 1)

(1)按要求着装,修剪指甲,洗手,戴口罩。

(2)备齐用物,携至床旁,核对患者姓名,向患者做好解释工作,以取得配合。

(3)按顺序排列器械,嘱患者排空膀胱,取膀胱截石位,冲洗并消毒外阴,铺无菌洞巾,窥阴器暴露阴道,消毒液擦洗阴道宫颈(擦洗完毕取出窥阴器)。

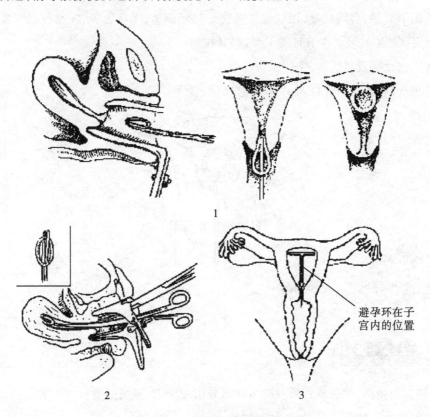

图 8 - 1 宫内节育器放置术

(4)行妇科双合诊检查子宫大小、位置及附件情况。

(5)窥阴器暴露宫颈,消毒宫颈,根据子宫位置钳夹宫颈前唇或后唇。

(6)用探针测子宫腔深度,按顺序用宫颈扩张器依次(4~6号)扩张宫颈至6号。

(7)用放环器将环送入宫腔达宫底,带尾丝的在宫口外2cm处剪断尾丝。

(8)取下宫颈钳及窥阴器。

(9)观察无出血则取出宫颈钳及阴道窥器。

(10)整理物品,协助患者穿衣,交代注意事项,洗手并记录。

2. 宫内节育器取出术(图8-2)

(1)按要求着装,修剪指甲,洗手,戴口罩。

(2)备齐用物,携至床旁,核对患者姓名、床号,向患者做好解释工作,以取得配合。

(3)了解节育器种类,取器前通过尾丝或者B超确定宫腔内是否存在节育器及其类型。

(4)排空膀胱后,取膀胱截石位,冲洗并消毒外阴,术者带帽子、口罩、无菌手套,铺无菌洞巾,窥阴器暴露阴道,消毒液擦洗阴道宫颈(擦洗完毕取出窥阴器)。

(5)双合诊检查子宫大小、位置、方向以及附件情况。

(6)窥阴器暴露宫颈,用2.5%碘酊及75%酒精常规消毒宫颈及宫颈管,根据子宫位置钳夹宫颈前唇或后唇。

(7)取出节育器:有尾丝者,用血管钳夹住后轻轻牵出;无尾丝者,探测宫腔深度、方向、节育器位置,用取环器轻轻勾住节育器下缘,将其拉出。

(8)取下宫颈钳及窥阴器。

(9)整理物品,协助患者穿衣,交代注意事项,洗手并记录。

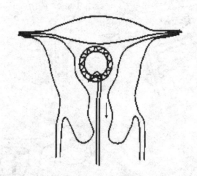

图8-2 宫内节育器取出术

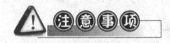

1. 严格无菌操作,放置节育器时避免碰触外阴及阴道,避免感染。

2. 放置到宫底,动作轻柔,避免带器妊娠及子宫穿孔。

3. 取出时切忌硬性牵拉,宫口较紧者扩宫后取出。

4. 放置术后休息3日,取出术后休息1日,两周内禁止性生活及盆浴,3个月内大便及月经时注意观察有无脱落。术后1个月、3个月及6个月各复查一次,以后每年复查一次。

5. 术后注意观察有无出血过多、分泌物增多、腰酸腹胀等副反应。

→ **实训流程**

学生准备

　　熟悉实训内容及实训目的、衣帽整洁、洗手、剪指甲、戴手套、戴口罩

用物准备

　　弯盘 1 个,窥阴器 2 个,宫颈钳 1 把,长止血钳 1 把,探针 1 个,宫颈扩张条(4~6
号)各 1 根,放取环器各 1 个,剪刀 1 把,节育器 1 个。双层大包布 1 块、孔巾 1 块,
小纱布 3~4 块,干棉球数个,长棉签 2 支。多媒体课件等

教师示教或看视频

学生训练

　　教师指导
　　提问

评估患者及环境

　　备齐用物,携至床旁

核对患者

　　向患者做好解释工作,以取得配合

准备器械、消毒、铺单

　　嘱患者排空膀胱,取膀胱截石位,冲洗并消毒外阴,铺无菌洞巾,窥阴器暴露阴道,
消毒液擦洗阴道宫颈(擦洗完毕取出窥阴器)

妇科检查

　　行妇科双合诊检查子宫大小、位置及附件情况

显露宫颈

　　窥阴器暴露宫颈,消毒宫颈,根据子宫位置钳夹宫颈前唇或后唇

扩宫

用探针测子宫腔深度,按顺序用宫颈扩张器依次(4～6号)扩张宫颈至6号

放置节育环、观察

用放环器将环送入宫腔达宫底,带尾丝的在宫口外2cm处剪断尾丝

取节育环

有尾丝者,用血管钳夹住后轻轻牵出;无尾丝者,探测宫腔深度、方向、节育器位置,用取环器轻轻勾住节育器下缘,将其拉出

取下宫颈钳及窥阴器

整理用物、洗手、记录

根据学生操作结果进行评价

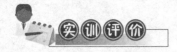

宫内节育器放置术-取出术考核参考标准

项目	分值	评价标准	应得分	扣分情况	实际得分
操作前准备	15	1. 检查者衣帽整洁,修剪指甲	5		
		2. 物品准备齐全	5		
		3. 体位摆放正确	5		
操作过程	70	1. 术前准备	5		
		2. 取膀胱截石位	5		
		3. 洗手,穿手术衣,戴手套	5		
		4. 铺无菌洞巾	2		
		5. 外阴、阴道常规消毒	5		
		6. 排列器械	3		
		7. 双合诊检查	5		
		8. 窥器暴露宫颈	5		
		9. 探测宫腔	5		
		10. 扩张宫颈	5		
		11. 放置–取出节育器	10		
		12. 取出宫颈钳及窥器	5		
		13. 交代注意事项	5		
		14. 整理用物,洗手	5		
质量标准	8	1. 关心、体贴患者	2		
		2. 动作轻柔	2		
		3. 操作娴熟	2		
		4. 放置准确	2		
提问	7	1. 口述正确	5		
		2. 叙述流畅	2		
总分	100		100		

二、人工流产术

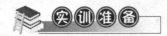

1. 护士准备

熟悉实训内容,衣帽整洁。

2. 用物准备

双层大包布 1 块,孔巾 1 块,纱布 4 块,干棉球数个,长棉签 2 个,无菌手套 1 副,换药碗 1 个,消毒钳 1 把,弯盘 1 个,窥阴器 2 个,宫颈钳 1 把,探针 1 个,宫颈扩张器 4～12 号各一根,吸管 5～8 号各一根,小号及中号卵圆钳各一把,小刮匙 1 个,16～18 号橡胶导管、连接胶管一根,10ml 注射器一支,负压装置一套。缩宫素,麦角新碱,阿托品,肾上腺素,强心药,米索前列醇,50%葡萄糖注射液,氧气。多媒体课件等。

3. 患者准备

解除衣服,显露阴部,仰卧于妇科检查床上。

4. 环境准备

屏风遮挡,温度、湿度适宜,光线充足。

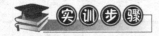

1. 负压吸引术

(1)按要求着装,修剪指甲,洗手,戴口罩。

(2)备齐用物,携至床旁,核对患者姓名,向患者做好解释工作,以取得配合。

(3)排列器械,排空膀胱,取膀胱截石位,常规消毒外阴,铺无菌巾,窥阴器暴露阴道,消毒液擦洗阴道宫颈(擦洗完毕取出窥阴器)。

(4)行妇科双合诊检查子宫大小、位置及附件情况。

(5)窥阴器暴露宫颈,消毒宫颈,根据子宫位置钳夹宫颈前唇。

(6)用探针测子宫腔的方向及深度,决定吸管型号,宫腔深度 8cm 左右多选择 7 号吸管。

(7)扩张宫颈:从 4 号依次扩张宫颈,直到比吸管大半号或 1 号的宫颈扩张器。

(8)吸取宫内物:连接好吸管,进入负压吸引试验无误,按孕周选择吸管粗细及负压大小:①小于 7 周用 5～6 号吸管,负压为 53.2kPa(400mmHg);②7～9 周用 6～7 号吸管,负压为 53.2～66.5kPa(400～500mmHg);③9～10 周用 7～8 号吸管,负压为 66.5～73.1kPa(500～550mmHg),负压不应超过 75.8kPa(500mmHg)。吸管送入宫底部再退出 1cm,将吸管侧孔朝向宫腔前或后壁,寻找胚胎,胎盘附着部位有触海绵样感觉,继而感到有组织被吸进管内,一般按顺时针或逆时针方向上下移动吸引宫腔 1～2 周,即可将妊娠物吸引干净。

(9)清理宫腔:如果怀疑仍有绒毛、蜕膜未吸净者,可用小刮匙搔刮宫腔,将小刮匙轻轻送入宫底部,自左侧宫角开始逆时针方向环刮 1～2 周即可。

(10)取下宫颈钳及窥器。

(11)检查吸出物:注意有无绒毛及胚胎,绒毛是否完整,绒毛与蜕膜比例一般为 1:(3～4),如未见绒毛或刮出物太少应 B 超复核,再次排除异位妊娠并将全部吸出物送病理检查以明确诊断。

(12)整理物品,协助患者穿衣,交代注意事项,洗手并记录。

2. 钳刮术

(1)按要求着装,修剪指甲,洗手,戴口罩。

(2)备齐用物,携至床旁,核对患者姓名,向患者做好解释工作,以取得配合。

(3)术前宫颈松软准备:①术前 10～12 小时经宫颈宫腔放置 16～18 号橡皮导管。②术前 4～6 小时放置米索前列醇 0.2mg 于阴道后穹窿。

(4)排列器械,排空膀胱,取膀胱截石位,常规消毒外阴和阴道,铺无菌巾。

(5)行妇科双合诊检查子宫大小、位置及附件情况。

(6)窥阴器暴露宫颈,消毒宫颈,根据子宫位置钳夹宫颈前唇。

(7)扩张宫颈:从 4 号依次扩张宫颈,直到比吸管大半号或 1 号的宫颈扩张器。通常孕 11 周宫颈需扩张至 9～11 号,孕 12～14 周扩张至 11～12 号,可通过中号卵圆钳及 8 号吸管。

(8)破膜:用有齿卵圆钳,按子宫屈度进入宫腔,夹破羊膜后,卵圆钳退至宫颈管内口张开钳叶,使羊水流净。

(9)钳夹胎盘与胎儿:卵圆钳沿子宫后壁进入宫腔,达宫底后略退出少许,在后壁或侧壁寻找胎盘,钳夹到软而厚的组织便向外轻轻牵拉并左右转动,使胎盘逐渐松动、剥离,完整或大块地钳出。大部分或完整的胎盘被钳出后再分别钳取胎儿各位,先钳出胎儿躯体、四肢,最后夹取胎头。

(10)清理宫腔:胎盘及胎儿大部分钳出后,核对胎儿胎盘是否完整,并观察宫腔有无活动性出血及宫缩情况。如出血多,宫颈注射催产素 10U,用 6～7 号吸管 40.0～53.0kPa(300～400mmHg)负压吸引宫腔 1～2 圈,最后用刮匙自宫底左侧开始逆时针搔刮宫壁 2 圈,当感到宫壁粗糙、子宫紧缩时,即已干净。

(11)取下宫颈钳及窥器,检查吸出物。

(12)整理物品,协助患者穿衣,交代注意事项,洗手并记录。

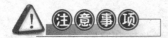

注意事项

1. 确定吸引器是负压无误,每次吸引时间不超过 90 秒,如绒毛已吸出,残留蜕膜可换用小号吸管减半的负压吸引。

2. 吸管经过宫颈管时,术者左手折叠橡皮管,以防带负压进出宫腔引起迷走神经兴奋,而发生人流综合征及宫颈内膜损伤发生粘连。

3. 每进入宫腔的器械,不可触碰阴道壁,以防宫腔感染。

4. 术后在观察室卧床歇息半小时,无异常时方可离去,一个月后门诊复查。

5. 术后两周或血未净时禁止盆浴,一个月内禁止性生活。

6. 钳夹胎盘困难时,不能强行牵拉,以免损伤子宫肌壁,应张开钳叶另行夹取。

7. 在操作中,为预防羊水栓塞,破膜应待羊水流尽后再夹取胎盘。

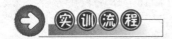

实训流程

学生准备

熟悉实训内容及实训目的、衣帽整洁、洗手、剪指甲、戴手套、戴口罩

教师示教或看视频

用物准备

双层大包布 1 块,孔巾 1 块,纱布 4 块,干棉球数个,长棉签 2 个,无菌手套 1 副,换药碗 1 个,消毒钳 1 把,弯盘 1 个,窥阴器 2 个,宫颈钳 1 把,探针 1 个,宫颈扩张器 4 ~ 12 号各一根,吸管 5~8 号各一根,小号及中号卵圆钳各一把,小刮匙 1 个,16 ~ 18 号橡胶导管、连接胶管一根,10ml 注射器一支,负压装置一套。缩宫素,麦角新碱,阿托品,肾上腺素,强心药,米索前列醇,50% 葡萄糖注射液,氧气。多媒体课件等。

学生训练

教师指导

提问

洗手、记录

根据学生操作结果进行评价

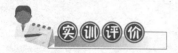

人工流产术考核参考标准

项目	分值	评价标准	应得分	扣分情况	实际得分
操作前准备	15	1. 检查者衣帽整洁,修剪指甲	5		
		2. 物品准备齐全	5		
		3. 体位摆放正确	5		
操作过程	70	1. 术前准备	5		
		2. 取膀胱截石位	5		
		3. 洗手,穿手术衣,戴手套	5		
		4. 铺无菌洞巾	2		
		5. 外阴、阴道常规消毒	5		
		6. 排列器械	3		
		7. 双合诊检查	5		
		8. 窥器暴露宫颈	5		
		9. 探测宫腔	5		
		10. 扩张宫颈	5		
		11. 吸出或钳取宫腔内容物	10		
		12. 取出宫颈钳及窥器	5		
		13. 交代注意事项	5		
		14. 整理用物,洗手	5		
质量标准	8	1. 关心、体贴患者	2		
		2. 动作轻柔	2		
		3. 操作娴熟	2		
		4. 放置准确	2		
提问	7	1. 口述正确	5		
		2. 叙述流畅	2		
总分	100		100		

负压吸引术操作流程

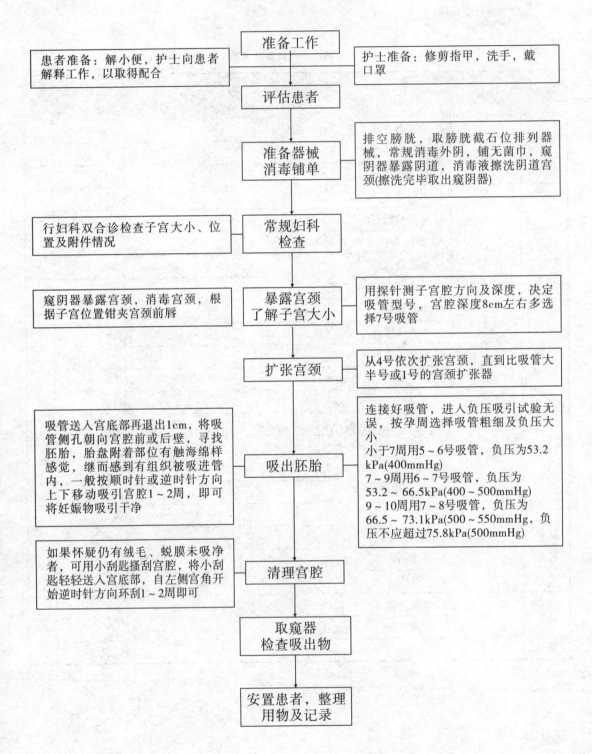

患者准备：解小便，护士向患者解释工作，以取得配合 → **准备工作** ← 护士准备：修剪指甲，洗手，戴口罩

↓

评估患者

↓

准备器械消毒铺单 ← 排空膀胱，取膀胱截石位排列器械，常规消毒外阴，铺无菌巾，窥阴器暴露阴道，消毒液擦洗阴道宫颈(擦洗完毕取出窥阴器)

↓

行妇科双合诊检查子宫大小、位置及附件情况 → **常规妇科检查**

↓

窥阴器暴露宫颈，消毒宫颈，根据子宫位置钳夹宫颈前唇 → **暴露宫颈了解子宫大小** ← 用探针测子宫腔方向及深度，决定吸管型号，宫腔深度8cm左右多选择7号吸管

↓

扩张宫颈 ← 从4号依次扩张宫颈，直到比吸管大半号或1号的宫颈扩张器

↓

吸管送入宫底部再退出1cm，将吸管侧孔朝向宫腔前或后壁，寻找胚胎，胎盘附着部位有触海绵样感觉，继而感到有组织被吸进管内，一般按顺时针或逆时针方向上下移动吸引宫腔1～2周，即可将妊娠物吸引干净 → **吸出胚胎** ← 连接好吸管，进入负压吸引试验无误，按孕周选择吸管粗细及负压大小
小于7周用5～6号吸管，负压为53.2 kPa(400mmHg)
7～9周用6～7号吸管，负压为53.2～66.5kPa(400～500mmHg)
9～10用7～8号吸管，负压为66.5～73.1kPa(500～550mmHg，负压不应超过75.8kPa(500mmHg)

↓

如果怀疑仍有绒毛、蜕膜未吸净者，可用小刮匙搔刮宫腔，将小刮匙轻轻送入宫底部，自左侧宫角开始逆时针方向环刮1～2周即可 → **清理宫腔**

↓

取窥器检查吸出物

↓

安置患者，整理用物及记录

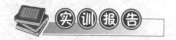

实训八　计划生育手术实训报告

姓名		实训日期		学号	
班级		带教老师		评分	

【实训目的】

【实训准备】

【操作步骤】

【注意事项】

教师签名：

批阅时间：

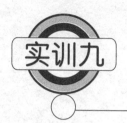

实训九 妇产科常用护理技术

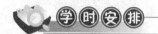

4 学时

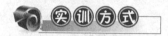

教师在模型上示教,学生分组练习。

一、会阴擦洗

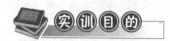

1. 保持患者会阴及肛门部清洁,防止生殖系统、泌尿系统的逆行感染。
2. 促进会阴伤口愈合,保持患者舒适。

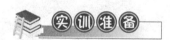

1. **护士准备**

熟悉实训内容,衣帽整洁。

2. **用物准备**

护理车、无菌长棉签、无菌小药杯、黏膜消毒液、一次性检查单、手套、速干手消毒剂、护理单、多媒体课件等。

3. **患者准备**

解除衣服,显露阴部,床上放置橡胶单。

4. 环境准备

屏风遮挡,温度、湿度适宜,光线充足。

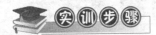

1. 衣帽整齐,洗手,戴口罩。

2. 将用物备齐,按使用顺序置于护理车上,推至患者床旁,核对患者的床号、姓名,向患者说明操作的目的、方法及配合要点。

3. 关闭门窗,调节室温,嘱患者排空膀胱,必要时屏风遮挡。

4. 松开床尾盖被,脱去对侧裤腿盖在近侧腿上,用盖被一角遮盖患者对侧腿。

5. 协助患者取屈膝仰卧位,两腿略外展,暴露外阴,铺检查单于臀下。

6. 手臂消毒,检查无菌长棉签、无菌小药杯的灭菌有效期和包装有无破损、潮湿。

7. 打开无菌小药杯,倒消毒液于药杯内,戴手套。两手各持一把镊子,其中一把用于夹取无菌的消毒棉球,另一把接过棉球进行擦洗。

8. 用无菌棉签蘸消毒液擦洗,如有伤口,先擦洗伤口。再按以下顺序擦洗 3 遍:第 1 遍,自上而下、由外向内擦洗,按阴阜→大腿内侧上 1/3 段→大阴唇→小阴唇→会阴→肛门周围→肛门的顺序擦洗;第 2、3 遍:自上而下、由内向外擦洗,按小阴唇→大阴唇→阴阜→大腿内侧上 1/3 段→会阴→肛门周围→肛门的顺序擦洗。最后用干棉签擦干。

9. 撤去一次性检查单,移至护理车下层污物袋内,脱去手套。

10. 协助患者穿好裤子、取舒适卧位,整理床单,向患者交代注意事项。

11. 整理用物,洗手,记录。

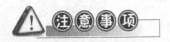

1. 注意保护患者隐私,体现以患者为中心,关心患者。

2. 注意观察会阴部及会阴伤口周围组织有无红肿、渗出,以及分泌物的性质和伤口愈合情况。

3. 对有留置导尿管者,应注意导尿管是否通畅,避免脱落或打结。

4. 注意棉签的干湿度,勿使擦洗液流入阴道。

5. 如有外阴拆线,擦洗后方可进行。

实训流程

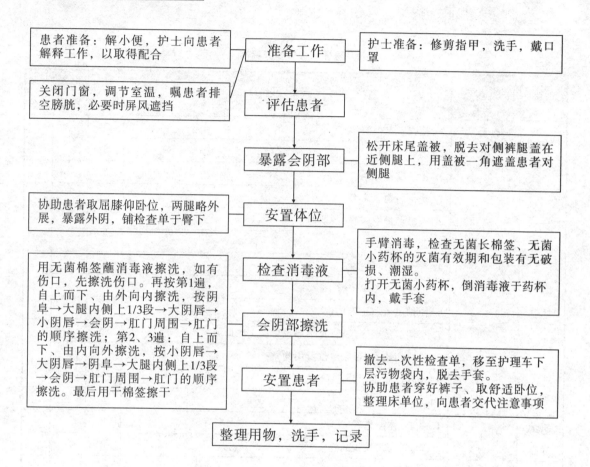

患者准备：解小便，护士向患者解释工作，以取得配合

关闭门窗，调节室温，嘱患者排空膀胱，必要时屏风遮挡

准备工作 → 护士准备：修剪指甲，洗手，戴口罩

评估患者

暴露会阴部 → 松开床尾盖被，脱去对侧裤腿盖在近侧腿上，用盖被一角遮盖患者对侧腿

协助患者取屈膝仰卧位，两腿略外展，暴露外阴，铺检查单于臀下

安置体位

检查消毒液 → 手臂消毒，检查无菌长棉签、无菌小药杯的灭菌有效期和包装有无破损、潮湿。
打开无菌小药杯，倒消毒液于药杯内，戴手套

用无菌棉签蘸消毒液擦洗，如有伤口，先擦洗伤口。再按第1遍，自上而下、由外向内擦洗，按阴阜→大腿内侧上1/3段→大阴唇→小阴唇→会阴→肛门周围→肛门的顺序擦洗；第2、3遍：自上而下、由内向外擦洗，按小阴唇→大阴唇→阴阜→大腿内侧上1/3段→会阴→肛门周围→肛门的顺序擦洗。最后用干棉签擦干

会阴部擦洗

安置患者 → 撤去一次性检查单，移至护理车下层污物袋内，脱去手套。
协助患者穿好裤子、取舒适卧位，整理床单位，向患者交代注意事项

整理用物，洗手，记录

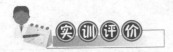

会阴擦洗考核参考标准

项目	分值	评价标准	应得分	扣分情况	实际得分
操作前准备	10	1. 检查者衣帽整洁	3		
		2. 修剪指甲	2		
		3. 物品准备齐全	5		
操作过程	80	1. 携带用物至床旁	5		
		2. 嘱患者排空膀胱(需要时)	5		
		3. 遮挡患者	5		
		4. 洗手、戴口罩	5		
		5. 铺一次性垫单于臀下	5		
		6. 协助患者取正确体位	5		
		7. 会阴擦洗顺序正确,每个部位更换1次棉球	35		
		8. 撤去用物,整理床单位及用物	5		
		9. 交代注意事项并记录	5		
		10. 洗手	5		
质量标准	4	1. 关心、体贴患者	2		
		2. 动作轻柔,操作娴熟	2		
提问	6	1. 口述正确	4		
		2. 叙述流畅	2		
总分	100		100		

二、阴道灌洗

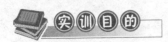

1. 清洁杀菌,改变阴道内酸碱度,防止生殖系统的逆行感染。

2. 促进患者舒适。

3. 治疗阴道炎。

4. 妇科手术前准备。

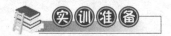

治疗盘、消毒灌洗筒、橡皮管、灌洗头、输液架、橡胶单、阴道窥器、无菌长棉签、消毒棉球、手套、灌洗液。必要时备屏风。

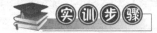

1. 衣帽整齐,洗手,戴口罩,备齐用物。

2. 核对患者的床号、姓名,评估患者的病情,向患者说明操作的目的、方法及配合要点。

3. 嘱患者排空膀胱,铺垫单于检查床上,协助患者上检查床,脱去一侧裤腿,穿上长裤腿,取膀胱截石位。必要时屏风遮挡。

4. 配液 500~1000ml,将灌洗筒置于距床沿 60~70cm 的支架上。排出管内空气。

5. 手臂消毒,戴手套,阴道窥器涂润滑剂,扩张阴道,暴露宫颈。

6. 用干棉球擦净阴道分泌物。

7. 右手持灌洗头,冲洗外阴部,将灌洗头沿阴道侧壁插入阴道至阴道后穹窿部,边冲洗边将灌洗头围绕子宫颈轻轻地上下左右移动。冲洗穹窿部及阴道皱襞处时,不停地转动窥阴器,将整个阴道穹窿部及侧壁冲洗干净。

8. 当灌洗液剩下 100ml 时,夹紧皮管,将阴道窥器向下按压,使阴道内残留的液体完全流出。取出灌洗头和阴道窥器。将剩余灌洗液再次冲洗外阴部。

9. 扶患者坐起,使阴道内存留的液体流出。

10. 用干纱布擦干外阴。

11. 脱去手套协助患者穿好裤子,取舒适体位,交代注意事项。整理用物,洗手,需要时记录。

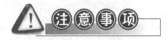

1. 严格执行消毒隔离及无菌技术,用物一人一套,防止交叉感染。

2. 月经期、妊娠期禁忌灌洗,终止妊娠者除外。未婚妇女一般不做阴道灌洗。

3. 擦洗时动作应轻柔,避免损伤阴道黏膜。灌洗过程中注意观察阴道有无出血、分泌物及其性质。

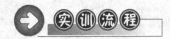

阴道灌洗流程图

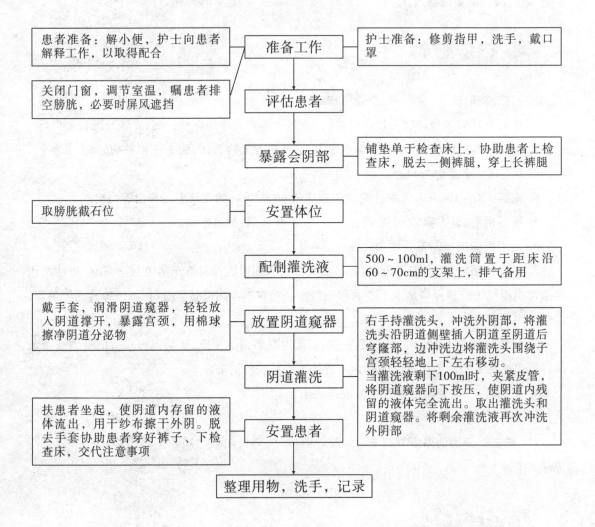

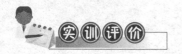

阴道灌洗考核参考标准

项目	分值	评价标准	应得分	扣分情况	实际得分
操作前准备	10	1. 检查者衣帽整洁	3		
		2. 修剪指甲	2		
		3. 物品准备齐全	5		
操作过程	80	1. 核对患者,评估患者病情	5		
		2. 嘱患者排空膀胱(需要时)	5		
		3. 遮挡患者	5		
		4. 洗手、戴口罩	5		
		5. 铺一次性治疗巾于臀下	5		
		6. 协助患者取正确体位	5		
		7. 配制灌洗液,放置灌洗筒	5		
		8. 放置阴道窥器	10		
		9. 阴道灌洗	20		
		10. 撤去用物、整理用物	5		
		11. 交代注意事项	5		
		12. 洗手,记录	5		
质量标准	4	1. 关心、体贴患者	2		
		2. 动作轻巧,操作熟练	2		
提问	6	1. 口述正确	4		
		2. 叙述流畅	2		
总分	100		100		

三、会阴湿热敷

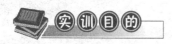

1. 促进浅炎症的消散和局限,减轻会阴部水肿,缓解疼痛。

2. 改善局部血液循环,提高组织活力,增强细胞的吞噬功能。

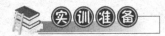

护理车、湿热敷包1个、硫酸镁粉、热水袋及其外套、一次性臀垫、水温计、速干手消毒剂、护理单。

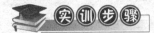

1. 衣帽整齐,洗手,戴口罩。

2. 将用物备齐,按使用顺序置于护理车上,推至患者床旁,核对患者的床号、姓名,向患者说明操作的目的、方法、注意事项及配合要点,询问患者的需求并协助解决。

3. 关闭门窗,调节室温,需要时屏风遮挡。

4. 松开床尾盖被,脱去患者对侧裤腿盖在近侧腿上,用盖被一角遮盖患者对侧腿,铺垫巾于臀下。

5. 协助患者取屈膝仰卧位,两腿略外展,暴露外阴。

6. 卫生手消毒,检查湿热敷包灭菌有效期、包装有无破损及潮湿、灭菌指示胶带有无变色等。

7. 按无菌包使用法打开湿热敷包,在治疗碗内配制50%硫酸镁溶液,水温一般为50~60℃,将纱布浸湿,用镊子和血管钳拧至不滴水,接近患者会阴部皮肤,询问患者感觉,以不烫为宜。将纱布折叠后敷于会阴水肿部位,将热水袋放置在敷布上保温(也可用周林频谱仪代替热水袋)。

8. 为患者盖好盖被,开始热敷,热敷时间为15~20分钟。

9. 湿热敷完毕,取下热水袋和纱布,观察局部情况,无异常后擦净外阴,撤去垫巾,协助患者穿好裤子。

10. 协助患者取舒适卧位,整理床单位,向患者交代注意事项。

11. 整理用物,洗手,记录。

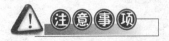

1. 注意观察局部皮肤的颜色,热水袋不可直接接触皮肤,防止烫伤。

2. 外阴如有切口,应按无菌技术操作原则进行,热敷结束后,再次擦洗,防止感染。

3. 关心患者,注意保护患者隐私。

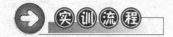

会阴湿热敷流程图

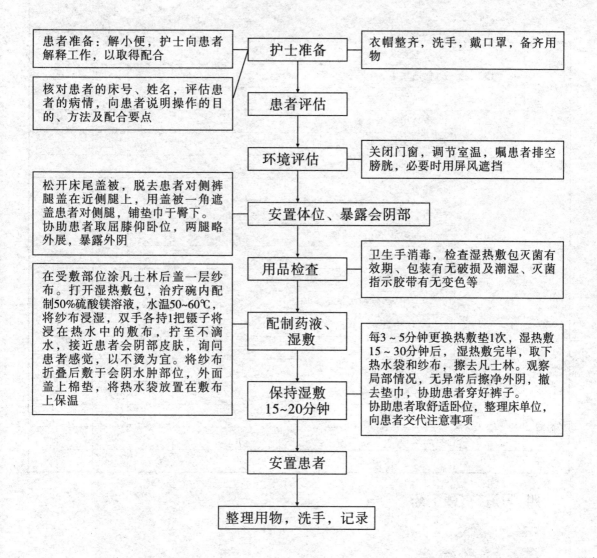

| 患者准备：解小便，护士向患者解释工作，以取得配合 | → | 护士准备 | → | 衣帽整齐，洗手，戴口罩，备齐用物 |

核对患者的床号、姓名，评估患者的病情，向患者说明操作的目的、方法及配合要点 → 患者评估

环境评估 → 关闭门窗，调节室温，嘱患者排空膀胱，必要时用屏风遮挡

松开床尾盖被，脱去患者对侧裤腿盖在近侧腿上，用盖被一角遮盖患者对侧腿，铺垫巾于臀下。协助患者取屈膝仰卧位，两腿略外展，暴露外阴 → 安置体位、暴露会阴部

在受敷部位涂凡士林后盖一层纱布。打开湿热敷包，治疗碗内配制50%硫酸镁溶液，水温50~60℃，将纱布浸湿，双手各持1把镊子将浸在热水中的敷布，拧至不滴水，接近患者会阴部皮肤，询问患者感觉，以不烫为宜。将纱布折叠后敷于会阴水肿部位，外面盖上棉垫，将热水袋放置在敷布上保温 → 用品检查 → 卫生手消毒，检查湿热敷包灭菌有效期、包装有无破损及潮湿、灭菌指示胶带有无变色等

配制药液、湿敷 → 每3~5分钟更换热敷垫1次，湿热敷15~30分钟后，湿热敷完毕，取下热水袋和纱布，擦去凡士林。观察局部情况，无异常后擦净外阴，撤去垫巾，协助患者穿好裤子。协助患者取舒适卧位，整理床单位，向患者交代注意事项

保持湿敷15~20分钟

安置患者

整理用物，洗手，记录

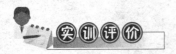

实训评价

会阴湿热敷考核参考标准

项目	分值	评价标准	应得分	扣分情况	实际得分
操作前准备	15	1. 检查者衣帽整洁	5		
		2. 修剪指甲	5		
		3. 物品准备齐全	5		
操作过程	70	1. 携带用物至床旁	5		
		2. 嘱患者排空膀胱(需要时)	5		
		3. 遮挡患者	5		
		4. 洗手、戴口罩	5		
		5. 铺一次性治疗巾于臀下	5		
		6. 协助患者取正确体位	5		
		7. 检查湿热敷包	3		
		8. 会阴湿热敷程序正确	30		
		9. 撤去用物、整理床单位及用物	3		
		10. 交代注意事项并记录	3		
		11. 洗手	5		
质量标准	8	1. 关心、体贴患者	2		
		2. 动作轻柔、操作娴熟	2		
提问	7	1. 口述正确	5		
		2. 叙述流畅	2		
总分	100		100		

四、阴道、宫颈上药

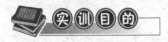

实训目的

消除炎症,促进伤口愈合。

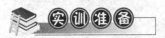

实训准备

阴道窥器、干棉球、长镊子、长棉签、药品、手套,需要时备屏风。

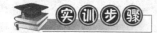

1. 衣帽整齐,洗手,需要时戴口罩。

2. 将用物备齐,置于护理车上,推至患者床旁。

3. 核对患者的床号、姓名,向患者说明操作目的、方法、注意事项及配合要点。

4. 嘱患者排空膀胱,取膀胱截石位,暴露外阴。

5. 行阴道灌洗。

6. 根据药物剂型,选择上药的方法:

(1)涂擦法:长棉签蘸取药液,均匀涂抹在宫颈或阴道病变部位。

(2)喷洒法:用喷雾器喷洒,或将药粉撒在带线大棉球上,将棉球塞于宫颈部,取出阴道窥器,线尾留在阴道口,嘱患者12~24小时后执行取出棉球。

(3)纳入法:片剂、丸剂、栓剂,可放置阴道窥器后,用长镊子夹放入;或带无菌手套将药放入阴道后穹窿部。

7. 整理用物,记录。

8. 指导患者自行用药及注意事项。

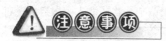

宫颈炎患者使用腐蚀性药物治疗时,只能涂于宫颈病灶局部,注意保护正常组织,不得涂于病灶以外正常的宫颈及阴道组织,以免造成不必要的损伤。

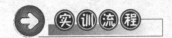

阴道、宫颈上药流程图

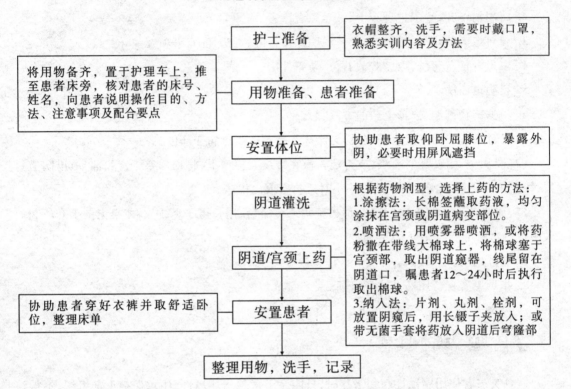

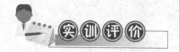

实训评价

阴道、宫颈上药考核参考标准

项目	分值	评价标准	应得分	扣分情况	实际得分
操作前准备	10	1. 检查者衣帽整洁	5		
		2. 修剪指甲	5		
		3. 物品准备齐全	5		
操作过程	75	1. 携带用物至床旁	5		
		2. 核对患者,做好解释	5		
		3. 遮挡患者(必要时)	5		
		4. 洗手,需要时戴口罩	5		
		5. 协助患者取正确体位	5		
		6. 行阴道灌洗	5		
		7. 根据药物剂型,选择正确上药的方法,正确上药	30		
		8. 撤去用物、整理床单位及用物	5		
		9. 交代注意事项并记录	5		
		10. 洗手	5		
质量标准	4	1. 关心、体贴患者	2		
		2. 动作轻柔、操作熟练	2		
提问	11	1. 口述正确	8		
		2. 叙述流畅	3		
总分	100		100		

五、坐浴

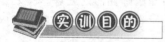

实训目的

1. 促进局部组织的血液循环,增强抵抗力,有利于组织的修复。

2. 外阴、阴道、子宫手术前的准备。

3. 外阴、阴道炎症的辅助治疗,减轻外阴局部的炎症及疼痛。

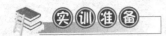 实训准备

护理车、坐浴椅、坐浴盆 1 个、高锰酸钾粉、41~43℃的温开水、小浴盆 1 个、清洁小毛巾 1 条、速干手消毒剂、水温计、护理单。

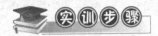 实训步骤

1. 衣帽整齐,洗手,必要时戴口罩。

2. 将用物备齐,按使用顺序置于护理车上,推至患者床旁,核对患者的床号、姓名,告知患者操作的目的、方法、配合要点及注意事项。

3. 关闭门窗,需要时屏风遮挡。

4. 将坐浴盆置于坐浴椅上,高锰酸钾粉 1g 倒入盆中,加入 41~43℃温开水 5000ml,配制成 1:5000 溶液。

5. 嘱患者小便后,先用小浴盆内温水清洗外阴、肛门。

6. 协助患者坐于药液盆内,使全臀和外阴浸泡于药液中,持续时间 20~30 分钟。

7. 坐浴结束后用小毛巾擦干外阴部,有伤口者换药,更换干净内裤。

8. 整理用物,洗手,记录。

⚠ 注意事项

1. 月经期妇女、阴道出血者及产后 7 天内的产妇禁止坐浴。

2. 药液浓度配制准确,避免浓度过高造成黏膜灼伤或浓度过低影响坐浴效果。

3. 注意保暖,防止受凉。坐浴液的温度适宜,不可过高,避免烫伤皮肤。

4. 坐浴液的量不宜过多,以免坐浴时外溢。

5. 随时观察患者坐浴期间的病情变化,如有不适,应及时通知医师并协助处理。

6. 注意保护患者隐私,关心、体贴患者。

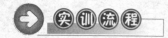

坐浴流程图

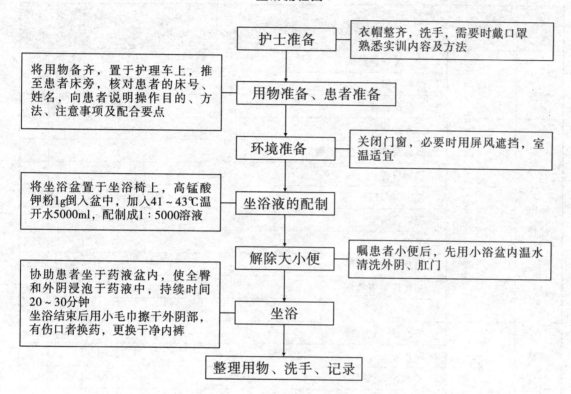

将用物备齐，置于护理车上，推至患者床旁，核对患者的床号、姓名，向患者说明操作目的、方法、注意事项及配合要点 —— 用物准备、患者准备

护士准备 —— 衣帽整齐，洗手，需要时戴口罩　熟悉实训内容及方法

环境准备 —— 关闭门窗，必要时用屏风遮挡，室温适宜

将坐浴盆置于坐浴椅上，高锰酸钾粉1g倒入盆中，加入41～43℃温开水5000ml，配制成1：5000溶液 —— 坐浴液的配制

解除大小便 —— 嘱患者小便后，先用小浴盆内温水清洗外阴、肛门

协助患者坐于药液盆内，使全臀和外阴浸泡于药液中，持续时间20～30分钟
坐浴结束后用小毛巾擦干外阴部，有伤口者换药，更换干净内裤 —— 坐浴

整理用物、洗手、记录

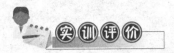

坐浴考核参考标准

项目	分值	评价标准	应得分	扣分情况	实际得分
操作前准备	15	1. 检查者衣帽整洁	5		
		2. 修剪指甲	5		
		3. 物品准备齐全	5		
操作过程	70	1. 备齐用物	5		
		2. 嘱患者排空膀胱(需要时)	5		
		3. 遮挡患者	5		
		4. 洗手、戴口罩	5		
		5. 配制药液	15		
		6. 坐浴	20		
		7. 整理用物	5		
		8. 交代注意事项	5		
		9. 洗手,记录	5		
质量标准	8	1. 关心、体贴患者	2		
		2. 动作轻柔	2		
		3. 操作正确、熟练	2		
		4. 读报无误	2		
提问	7	1. 口述正确	5		
		2. 叙述流畅	2		
总分	100		100		

六、新生儿卡介苗接种

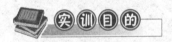

预防结核病。

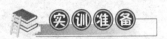

治疗车、治疗盘、无菌治疗巾、75%乙醇、1ml无菌注射器、无菌棉签、治疗单、冻干卡介苗

及稀释液、弯盘、速干手消毒剂、利器盒。

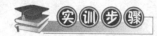

1. 衣帽整齐,洗手,戴口罩。

2. 检查药物的名称、有效期、浓度、剂量、用法,按无菌操作原则抽取药液,置于治疗盘内。

3. 将用物备齐,按使用顺序置于治疗车上。

4. 核对新生儿腕带及身牌上的床号、姓名、性别和体重,评估新生儿的全身情况,向产妇说明操作的目的、方法。

5. 将新生儿置于治疗台上,松开婴儿包被,解开婴儿衣,暴露左上臂三角肌。

6. 再次核对,卫生手消毒。

7. 用75%的乙醇棉签消毒左上臂三角肌下缘偏外侧。操作者右手持注射器,左手绷紧皮肤,在新生儿左上臂三角肌下缘偏外侧皮内注射0.1ml,使之出现一皮丘。

8. 拔出针头,用干棉签轻轻擦去渗出的血液或药液。

9. 再次核对,协助穿好婴儿衣,包好包被,观察无异常后送回母婴同室病房,向产妇或家属交代注意事项。

10. 整理用物,洗手。

11. 填写卡介苗接种卡,交给产妇,告知复查时间和地址。

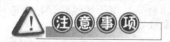

1. 菌苗应保存在2～8℃冰箱内,菌苗使用前充分摇匀(包括每例接种前),菌苗开启后半小时内接种完毕。用75%乙醇消毒皮肤,忌用碘酒消毒。

2. 严格掌握注射深度,不能注入皮下,剂量不能过大,以免引起深部脓肿、溃烂。

3. 注射后可有局部反应,一般在2周后出现局部红肿、溃疡,12周左右结痂,属正常现象。如溃疡较深、化脓、长时间不愈合、腋下或锁骨下淋巴结肿大,应到医院诊治。

4. 将注射器、针头、用过的棉签及剩余卡介苗药液,煮沸10分钟灭活,以免活菌苗扩散污染环境。

5. 操作要稳、准、轻,拧紧针头,避免松动药液溅出,污染工作人员及环境。如误入眼内,立即用生理盐水冲洗,并滴入利福平眼药水。

6. 接种后按规定登记,包括新生儿的姓名、性别及疫苗批号、制药单位和接种日期。

7. 出生超过3个月以上婴儿接种时,须先体检和做结核菌素试验,阴性者方可接种。

8. 早产儿及低体重儿,待体重达到2500g后再接种卡介苗。

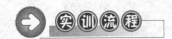

坐浴流程图

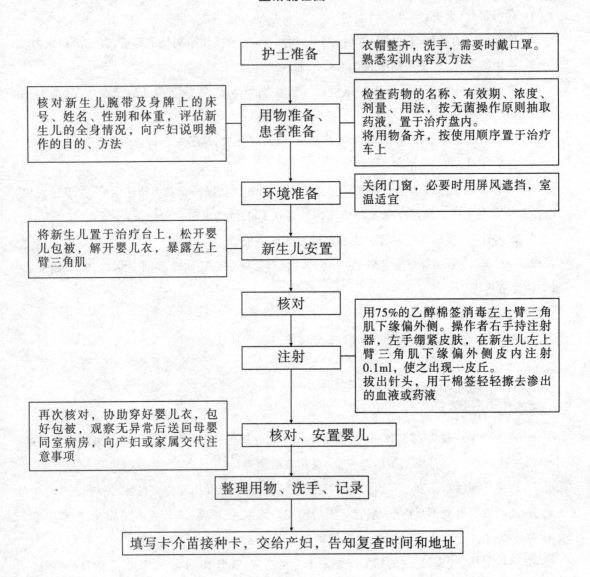

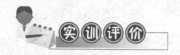

新生儿卡介苗接种考核参考标准

项目	分值	评价标准	应得分	扣分情况	实际得分
操作前准备	15	1. 检查者衣帽整洁	5		
		2. 修剪指甲	5		
		3. 物品准备齐全	5		
操作过程	70	1. 检查药物,抽取药液	5		
		2. 携带用物至床旁	5		
		3. 洗手、戴口罩	5		
		4. 核对新生儿,评估新生儿	5		
		5. 暴露接种部位	10		
		6. 再次核对,卫生手消毒	5		
		7. 卡介苗接种	15		
		8. 观察无异常送新生儿回病房	5		
		9. 交代注意事项	5		
		10. 整理用物,洗手	5		
		11. 填写卡介苗接种卡	5		
质量标准	8	1. 关心、体贴患者	2		
		2. 动作轻柔	2		
		3. 操作正确、熟练	2		
		4. 读报无误	2		
提问	7	1. 口述正确	5		
		2. 叙述流畅	2		
总分	100		100		

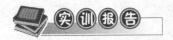

实训九　妇产科常用护理技术实训报告

姓名		实训日期		学号	
班级		带教老师		评分	

【实训目的】

1. 会阴擦洗

2. 阴道灌洗

3. 会阴湿热敷

4. 阴道、宫颈上药

5. 坐浴

6. 新生儿卡介苗接种

【实训准备】

1. 会阴擦洗

2. 阴道灌洗

3. 会阴湿热敷

4.阴道、宫颈上药

5.坐浴

6.新生儿卡介苗接种

【操作步骤】

1.会阴擦洗

2.阴道灌洗

3. 会阴湿热敷

4. 阴道、宫颈上药

5. 坐浴

6. 新生儿卡介苗接种

【注意事项】

1. 会阴擦洗

2. 阴道灌洗

3. 会阴湿热敷

4. 阴道、宫颈上药

5. 坐浴

6. 新生儿卡介苗接种

教师签名：

批阅时间：